Podrid's Real-World

ECGs

波德瑞德（Podrid）临床心电图解析

Volume 4 Arrhythmias —Part A: Core Cases

（卷4A） 心律失常核心病例

Philip Podrid, MD · Rajeev Malhotra, MD, MS

Rahul Kakkar, MD · Peter A. Noseworthy, MD

〔美〕

菲利普·波德瑞德
拉吉夫·马尔霍特拉
拉胡尔·卡卡尔   主编
彼得·诺斯沃西

张健 李俊峡 郭继鸿 主译

天津出版传媒集团
天津科技翻译出版有限公司

著作权合同登记号:图字:02-2015-143

图书在版编目（CIP）数据

　　波德瑞德（Podrid）临床心电图解析. 卷 4, 心律失常核心病例. A /
（美）菲利普·波德瑞德 (Philip Podrid) 等主编; 张健等译. — 天津: 天津
科技翻译出版有限公司, 2017.1（2021.9 重印）
　　书名原文: Podrid's Real-World ECGs: Volume 4 Arrhythmias—Part A:
Core Cases
　　ISBN 978-7-5433-3645-2

　　Ⅰ. ①波…　Ⅱ. ①菲…②张…　Ⅲ. ①心电图—基本知识
Ⅳ. ① R540.4

　　中国版本图书馆 CIP 数据核字 (2016) 第 243395 号

授权单位:Cardiotext Publishing LLC
出　　版:天津科技翻译出版有限公司
出 版 人:刘子媛
地　　址:天津市南开区白堤路 244 号
邮政编码:300192
电　　话:022-87894896
传　　真:022-87895650
网　　址:www.tsttpc.com
印　　刷:天津海顺印业包装有限公司分公司
发　　行:全国新华书店
版本记录:889×1194　16 开本　19.25 印张　200 千字
　　　　　2017 年 1 月第 1 版　2021 年 9 月第 2 次印刷
　　　　　定价:75.00 元

（如发现印装问题,可与出版社调换）

译者名单

主　译　张　健　李俊峡　郭继鸿
副主译　杜新平　李晓冉　牛丽丽
译　者（按姓氏汉语拼音排序）

董洪玲　中国人民解放军陆军总医院
杜新平　北京大学滨海医院
郭继鸿　北京大学人民医院
李俊峡　中国人民解放军陆军总医院
李晓冉　南方医科大学
李幸洲　中国人民解放军陆军总医院
刘晶晶　中国人民解放军陆军总医院
牛丽丽　中国人民解放军陆军总医院
申静静　中国人民解放军陆军总医院
石宇杰　中国人民解放军陆军总医院
王　昆　中国人民解放军陆军总医院
王冠男　中国人民解放军陆军总医院
王中鲁　中国人民解放军陆军总医院
吴龙梅　中国人民解放军陆军总医院
许　威　中国人民解放军陆军总医院
张　健　中国人民解放军陆军总医院
张　亮　中国人民解放军陆军总医院

Philip Podrid, MD

Professor of Medicine
Professor of Pharmacology and Experimental Therapeutics
Boston University School of Medicine

Lecturer in Medicine
Harvard Medical School
Boston, Massachusetts

Attending Physician
West Roxbury VA Hospital
West Roxbury, Massachusetts

Rajeev Malhotra, MD, MS

Instructor in Medicine
Cardiology Division
Massachusetts General Hospital
Harvard Medical School
Boston, Massachusetts

Rahul Kakkar, MD

Massachusetts General Hospital
Harvard Medical School
Boston, Massachusetts

Peter A. Noseworthy, MD

Massachusetts General Hospital
Harvard Medical School
Boston, Massachusetts

译者序

自从 1901 年 Willem Einthoven 医生发明了心电图以来,因其检查方法简便易行,虽然经历百余年,目前仍然是评价心脏疾病的重要检查手段之一,特别是对于心律失常患者,医生要想得到正确的诊断也当然是心电图。而从即刻得到的心电图中正确地分析出心电的异常并非易事,特别是许多专科医生也没有得到充分的、系统的培训,很难去识别心电图微妙的异常。

《波德瑞德(Podrid)临床心电图解析》系列丛书由菲利普·波德瑞德和来自于马赛诸塞总医院的三位杰出的青年心脏病学家完成。其编排体例与一般的心电图教科书不同,该书将每一份心电图与临床直接结合在一起,每篇首先讲述临床情况,然后讲解重要心电图结果中的异常,对照临床进行心电图分析,图文并茂地讲解了关于心电图的读图技巧,同时为读者提供其中所涉及的电生理机制,并对心电图结果进行了深入的讨论,最后根据心电图的分析结果总结患者的临床问题和治疗方案,让读者通过练习病例并模拟实践中遇到的问题而学到心电方面的知识,是读者迅速掌握心电图解析方法不可替代的途径。

郭继鸿

心电图由威廉姆·爱因托芬发明,在1901年首次报道,被誉为医学界最伟大的发明之一。爱因托芬的成就在1924年被认可,那年他获得了诺贝尔医学奖。

20世纪40年代早期,十二导联已经应用。50年前,当我结束心内科训练时心电图只是心脏病学家可以应用的很少的几种工具之一。此后,我们又接受了强化的心电图训练,而如今大部分进修课程却没有关于心电图的,课程重点已经转移至更新的高科技诊断技术上。然而心电图对于诊断心脏异常方面仍然非常重要。对于心律失常患者,医生最想得到的诊断信息是什么?当然是心电图。尽管医学的发展迅速,不断改变,心电图及相关知识却是永恒的。50年前正确的知识,今天也是正确的,50年后仍然正确。

《波德瑞德(Podrid)临床心电图解析》系列丛书应称作"真实世界心电图"。由菲利普·波德瑞德博士和来自马赛诸塞总医院的三位杰出的青年心脏病学家共同完成。该书为我们的自我教育提供了很好的机会(当然也寓教于乐)。受人尊敬的波德瑞德博士倾心于心电图事业已久。多年来他收集和保存了千余份心电图用于教学,不可思议的是用于本套丛书的心电图仅是他收集的一部分。

心电图教科书有其自身的章节划分标准,但本书是依据每个与临床实际病例紧密结合的心电图划分为不同章节的。每份心电图的第一页以视觉效果好、可读性强的形式出现,同时伴有临床状况的描述。之后心电图的异常特征被标识,仔细分析及详细地讨论。同时给出与患者心电图相关的临床问题及治疗的总结。

本系列丛书的第一卷覆盖了心电图的基础知识。之后的五卷包含心电图的所有内容:心肌异常,传导异常,心律失常,窄和宽QRS心动过速,第六卷包括了起搏心律,先天性异常和电解质紊乱的多种心电图改变。由于我仔细地阅读了这本书,非常享受这种过程。从心电图猜测临床问题是很有趣的。实际上,在我的教学过程中经常如此。举例来说,成人中左室肥厚伴劳损,常有三种情况:严重主动脉瓣疾病,肥厚性心肌病,高血压性心脏病。

这些书籍对于护士、医学生、住院医师以及心内科进修生等各种层次的人群,无论在他们实习或成为心脏病学家的过程中,均证实有教学价值。尤其对于欲获得心血管疾病委员会证书或换发新证的人有帮助,心电图知识会带来很大的优先权。

这些书籍的每位读者会情不自禁地被作者卓越的工作打动。波德瑞德、马尔霍特拉、卡卡尔和诺斯沃西博士应该为他们艰苦卓绝的努力骄傲。我相信其他读者会和我一样,发现并喜欢这些书籍。

罗曼·W.德桑克蒂斯 医学博士
临床心脏病科荣誉主任,马萨诸塞总医院
杰姆斯,伊万雷恩·杰恩克斯,保罗·杜德雷·怀特 医学教授
哈佛医学院

心电图在 20 世纪初于荷兰问世，生理学家威廉姆·爱因托芬在人类活体体表记录了第一份跳动心脏的电活动。自此之后，心电图成为诊断怀疑有心脏问题患者必不可少的主力军。

原因显而易见。心电图机容易得到，检查简便易行，无创，廉价，可复制且对患者无伤害。心电图可提供即刻诊断信息，对于选择适当的治疗很重要，而且可记录急慢性心肌缺血的治疗效果，以及心律失常、传导异常、心腔结构变化、电解质和代谢紊乱、药物疗效及单基因遗传心脏异常心电图表现。心电图还是心脏病流行病学和危险分层研究有价值的工具。

在应用心电图的 110 多年的实践中，我们看到根据目前有创或无创诊断技术获得的信息显示心电图的价值不断改善，以上诊断技术包括：冠状动脉造影、心内异常搏动定位、传导异常、超声心动图、MRI 和基因评估。这意味着不仅专业的健康保健新手需要从心电图中得到所有的信息，更多的高年资医师同样需要不断地更新知识。

菲利普·波德瑞德博士是全球著名的心电图专家。他还是一名卓越的教师。当你将心电图和他的意见结合时，毫无疑问，你会得到一系列的"真实世界心电图"，即得到只有一名真正的大师才拥有的临床心电图解析技巧和实践。我希望更多的读者可以从这些独特的再教育练习中获益。

海恩·J. 威廉斯 医学博士
心脏科教授
马斯特里赫特心血管病研究院
荷兰 马斯特里赫特

心电图作为最早应用在医学上的诊断工具,如今在医疗中仍然扮演着重要角色,尤其对于心律失常的诊断,心电图拥有无可替代的地位。

与其他医学检查手段相比,心电图的学习需要经常阅读并回顾实际临床当中的心电图资料。然而,许多基层医生迫切需要进一步掌握心电图相关知识,了解心电图异常的机制,但目前可用的资源无法满足需求。

在医学院教学中,没有将心电图分析作为重点来讲解,因此,许多医生没有得到充分的培训。现有的心电图教材仅仅列举了典型心律失常表现,既没有从深层次去理解临床电生理学的概念,也忽视了临床复杂性,因此,没有受过训练的医生很难去识别心电图微妙的异常。

为此,我们出版了这套心电图书籍,满足医学生与基层医务工作者日常工作需要。我们通过对一些临床中常见的心电图进行广泛而深入的分析,来强化读者的心电图技能。

《波德瑞德(Podrid)临床心电图解析》系列丛书共6册,书中有大量的精美插图,每份心电图都配有相应的临床场景,作者通过对心电图的详细分析,并从电生理学、流行病学及治疗策略等方面全面讲解心电图理论知识。

本书第四册,主要在于探讨心脏节律,包括窦房结、心房、交界性心律、室性心律。其他卷主要聚焦于各疾病心电图阅读的基本方式,因此对于疾病诊断是非常有价值的。

1. 主要介绍心电图阅读的基本知识,强调了阅读心电图过程中使用的方法及工具(卷1)。

2. 心房和心室肥厚,急性心肌缺血,急性及慢性心肌梗死,心包炎(卷2)。

3. 房室和室内传导异常,房室超速传导(卷3)。

4. 窄和宽波形心动过速及心律失常表现(卷5)。

5. 其他原因的心电图表现,包括:起搏器,电解质紊乱,后天性及先天性心脏病(卷6)。

每卷的开头都会对重要的心电图结果进行详细解释,这些结果与临床分类相对应。每一卷都会附带一帧病例心电图详解,这能使读者发现重要心电图结果中的异常,并且能够为读者提供其中所涉及的电生理机制信息。这部分包含一系列与主题相关的心电图。每一份心电图代表着一种临床场景来提高学生心电图分析的技巧。更重要的是,每一个病例都附有一份心电图(包含重要波形),并且我们对心电图结果进行了深入的讨论。

菲利普·波德瑞德,医学博士

拉吉夫·马尔霍特拉,医学博士,外科硕士

拉胡尔·卡卡尔,医学博士

彼得·诺斯沃西,医学博士

致谢

　　首先我要把这本书献给我的妻子薇薇安和我的儿子约书亚，多年以来，他们给了我无限的耐心、支持、鼓励和爱。我还要把这本书献给众多的心内科医生、医务人员、医学生，在过去30多年的教学工作中，从他们身上得到了很大的乐趣和荣誉感，同时也从他们身上学到了很多。

菲利普·波德瑞德

献给我的妻子辛迪、女儿萨佩娜、儿子桑杰，谢谢他们给予我的爱、支持和鼓励。

拉吉夫·马尔霍特拉

献给我的女儿米亚和伊拉，我的挚爱。

拉胡尔·卡卡尔

献给凯蒂和杰克。

彼得·诺斯沃西

目录

进一步学习心律失常实践病历可参考《波德瑞德（Podrid）临床心电图解析》丛书之《卷 4B：心律失常实例分析》。

心律失常

心电图中心脏节律分析的关键是要有一套综合的系统的分析方法,仔细地观察每一个导联的图形。这套方法中最主要的两个步骤是:寻找 P 波和观察 QRS 波群。

节律分析的方法

寻找 P 波

P 波对心脏节律分析至关重要。每个导联都需要仔细地观察。有时 P 波不容易发现,会出现在 T 波末端、T 波内或者 ST 段内。正常状态下 T 波和 ST 段的上升支、下降支波形都是平滑的,当存在异常的凸起、凹陷或是节律不规律时都应当想到可能是叠加了 P 波的原因。在每个搏动停止后有无发现 P 波同样至关重要。分析 P 波时需要解决以下问题:

- P 波是否出现?
- P 波形态正常(窦房结发出的 P 波在 Ⅰ 、Ⅱ 、aVF 和 V_4~V_6 导联正向),还是异常(在应该正向的导联出现负向或双向的 P 波)?
- P 波的频率是多少(心房的频率)?
- PP 间期是否规律?
- P 波与 QRS 波群关系如何? P 波应该出现在每个 QRS 波群前面或后面,PR 间期(或 RP 间期)应该恒定。如果这一间期不是恒定的,那么它的变化是否遵循某种形式(如:文氏现象),还是并无规律可循(如:房室传导阻滞)?

观察 QRS 波群

分析 QRS 波群时,注意以下几个方面:

- QRS 波群是宽的还是窄的,形态是否异常?
- QRS 波群的频率(心室的频率)是多少?

- QRS 波群间(即 RR 间期)是否存在某种模式? 是规律出现、规律的不规律(即 RR 间期不规律,但暗合某种形式),还是绝对的不规律(即 RR 间期毫无规律可循)?

重要的一点是,只有三种室上性心律失常是绝对不规整的:窦性心律不齐,此型 P 波形态和 PR 间期仍是单一固定的;游走性心房异位心律或多灶性心房异位心律(频率 < 100 次 / 分)或多源性房性心动过速(频率 > 100 次 / 分),此型中 P 波及 PR 间期存在 3 种及 3 种以上的形态,且任何一种形态都不处于主导地位;心房颤动,此型中心房活动无规律,P 波几乎不可见。多形性室性心动过速的 QRS 波形态多变,QRS 间期也绝对不齐,且通常频率非常快。房性心动过速或心房扑动的冲动传导到房室结时会受到影响,其 RR 间期不固定,但存在某种规律的不规则。

窦性心律

由于窦房结位于右房,所以窦房结产生的 P 波在 Ⅰ 、Ⅱ 、aVF 和 V_4~V_6 导联正向,aVR 导联负向。窦性 P 波在 V_1 导联通常是双向的,这是由于前半段对应右房的活动(向 V_1 导联方向搏动)而后半段对应的是左房的活动(背离 V_1 导联方向搏动)。P 波形态单一,PR 间期固定。窦性心律存在五种分型:

- 正常窦性心律:节律规整,PP 间期恒定,频率波动在 60~100 次 / 分。
- 窦性心动过缓:节律规整,PP 间期恒定,频率 < 60 次 / 分。
- 窦性心动过速:节律规整,PP 间期恒定,频率 > 100 次 / 分;通常渐发渐止。
- 窦房结内折返:节律规整,PP 间期恒定,频率通常 > 100 次 / 分呈突发突止。
- 窦性心律不齐:节律不规整,心率(PP 间期)受呼吸影响(即,呼吸性窦性心律不齐)。由于呼吸时迷走神经张力不断变化,作用在窦房结,导致吸气时心率加快、呼气时心率减慢。

窦性停搏

窦性停顿是心脏节律的暂停（长 RR 间期），在停顿期间无 P 波出现。窦性停顿有两种病理学机制：

- 窦房阻滞：窦房结可以按时产生激动，但激动不能通过窦房结传导到心房，停顿的间期（即停顿前后 P 波的间距）是正常 PP 间期的两倍。
- 窦性停搏：窦房结不能产生激动，停顿的间期（即停顿前后 P 波的间距）与正常 PP 间期无明显倍数关系。当停顿间期大于两倍正常 PP 间期时，提示存在窦房结功能障碍（病态窦房结综合征）。

房性期前收缩

房性期前收缩（premature atrial complex，PAC）即房性早搏。特征如下：

- 提前出现的 P 波下传引发提前出现的 QRS 波群。P 波形态和（或）PR 间期与正常窦性心律不同。
- 房性早搏可以来源于单一异位兴奋灶，此时所有提前出现的 P 波形态均相同；也可以来自于多个异常兴奋灶，此时存在两种及以上的 P 波形态。
- 房性早搏后的间歇是多变的，取决于早搏对窦房结的影响。也就是说，房性早搏可能不会对窦房结的活动产生影响、可能会重置窦房结的激动，也可能会抑制窦房结的激动。也就是说，此时的 PP 间期可能比正常的 PP 间期短或者长甚至相同（图 1）。

每隔一个 QRS 波群就存在一个期前收缩的情况叫作房性二联心律；每三个 QRS 波群前存在一个期前收缩叫作房性三联心律。二联律和三联律仅仅是一种重复的模型，没有其他意义。两个连续的房性早搏叫作成对房早；三个连续的房性早搏叫心房三联律或非持续性房性心律。

房性异位心律或房性心动过速

房性异位心律

在房性异位心律时，心房的节律小于 100 次 / 分。P 波间形态一致，规律出现在 QSR 波群前。P 波形态与窦性 P 波不同，在应该直立的导联呈负向或双向。PR 间期可与正常窦性心律的 PR 间期相同或相异。QRS 波群节律规整

（RR 间期相同）。

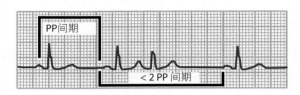

不完全性代偿间歇

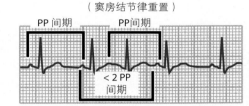

小于窦性PP间距
（窦房结节律重置）

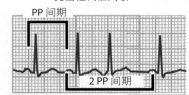

完全性代偿间歇

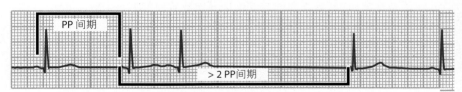

长于完全性代偿间期歇
（可能为窦房结病变）

图 1　在房性期前收缩中，房早前后的 PP 间期可以小于、等于或大于两倍的 PP 间期。

房性心动过速

在房性心动过速（异位心律）时，心房频率在 100~220 次 / 分之间。这种节律（心房的频率或者 PP 间期）通常是规律的，但由于异位起搏点的变化可能

存在轻微的变异。P 波的形态相同，但与窦性 P 波相异，规律出现在 QRS 波群前。如果出现连续的 P 波（P 波间无 QRS 波群），如房室传导阻滞时，可以发现异常 P 波的基线基本相同。PR 间期可以是固定的，也可是变化的。如出现文氏现象时。PR 间期轻微变化的原因也可能是顺行性隐匿房室结传导的结果，这也就是说心房的激动并不是全部通过房室结传导了下来。房室结传导激动的速度是变化的，所以有些心房的激动可以完全通过房室结、有些则完全被阻滞还有一些部分通过了房室结部分（隐匿）。房室结细胞不会全部去极化，在房性心动过速时仍可以下传心房的激动，只是频率较慢，在这种情况下心室率也会存在轻微的变化。

QRS 间期通常是规律的，在存在房室传导阻滞的情况下也可以出现规律的不规律（如 2∶1，3∶1，4∶1，5∶1 或文氏现象等）。

多源性房性心律 / 多源性房性心动过速

在多源性房性心动过速（心房频率大于 100 次 / 分）、游走性房性异位心律和多源性房性心律（心房频率＜ 100 次 / 分）中，QRS 波群前存在 P 波。但 P 波形态多变，可以见到三种及三种以上的形态，P 波中不存在主导的形态，PR 间期也同样多变。PP 间期和 RR 间期绝对不规律（不存在某种形式的规律）。

心房扑动

典型心房扑动

典型的心房扑动，心房的频率在 260~320 次 / 分，扑动波规律出现，其机制是由于冲动沿右心房的固定折返环传导。折返环是在下腔静脉口与三尖瓣环之间的峡部区域由于心肌纤维化形成的慢传导区间（是解剖结构导致的阻滞），故典型的房扑是峡部依赖。应用抗心律失常药物或心房肌病变后房扑的频率可能降低到 260 次 / 分以下，但房扑波的形态不会因此改变。

房扑波在 Ⅱ、Ⅲ 和 aVF 导联可以是负向的也可以是正向的（取决于激动顺钟向或逆钟向传导），形态、振幅和间期固定。持续性房扑是电位基线消失代之以连续的电活动。房扑波的波形是连续起伏的（锯齿波），这是因为折返环使得左房紧随在右房活动后去极化。QRS 波群规律出现，在房室传导阻滞等情况下也可能出现规律的不规则（以 2∶1，3∶1，4∶1，5∶1 下传或呈文氏现象

等）。此外，由于房室结的顺行性隐匿传导，房扑波与 QRS 波群的关系可能会轻微变化（这和房性心动过速时是相似的）。房室结传导激动的速度是变化的，所以有些心房的激动可以完全通过房室结，有些则完全被阻滞，还有一些部分通过了房室结部分（隐匿）。房室结细胞不会全部去极化，在房性心动过速时仍可以下传心房的激动，只是频率较慢，在这种情况下心室率也会存在轻微的变化。

不典型性心房扑动

非典型性心房扑动时心房的节律规整，频率在 320~400 次 / 分之间。和典型心房扑动相似，它的机制仍是出现了经过右房的折返环，但不同的是其不是峡部依赖性的，也不存在解剖学阻滞或是慢传导区域。非典型性房扑是由于心房肌局部的传导功能改变而致。因此，其折返环路较小，脉冲传导速度较快，其仅是因不应期功能性改变而不是纤维化引起的传导延缓，这也解释了心率快的原因。

非典型性心房扑动的房扑波在 Ⅱ、Ⅲ 和 aVF 导联正向（由于激动顺钟向传导），正如典型性房扑一样，波形的形态、振幅和间期固定，电位基线消失代之以锯齿波。QRS 间期可以是规律的，也可以在房室传导阻滞时出现规律的不规则。房室传导阻滞可以是持续的或间断的，文氏现象和顺行性隐匿性传导也可能出现。

心房颤动

心房颤动时，心房的活动没有规律可循，P 波消失代之以房颤波。心房的频率可达 320~450 次 / 分甚至更快。新发的房颤波通常是粗颤波（＞ 2mm），长期房颤时波形就变成振幅极低的细颤波了。粗颤波类似房扑波（尤其是在 V₁ 导联），然而波的形态、振幅和间期不规律。此外，房颤时 QRS 间期是不规则的，这是因为通过房室结传导的激动是不规律的。最快心率取决于房室结下传的频率，通常房室结功能正常，未应用房室结阻滞剂的情况下，心室率可达到 170 次 / 分。心室率大于 200 次 / 分通常提示房室结兴奋增加；见于交感神经兴奋或是应用儿茶酚胺类药物后。心室率小于 100 次 / 分提示迷走神经张力升高或应用房室传导抑制剂（地高辛、β 受体阻滞剂、钙通道阻滞剂）或房室结自身疾病。

房室交界区心律(交界区心律)

交界区心律时 QRS 波群前无 P 波。QRS 波群前可能出现一个倒置或逆行的 P 波(以 aVF 导联最为明显,因为它垂直于心房),这是由于心室向心房逆传(VA conduction)的结果。RP 间期通常是固定的。当出现逆传或房室结文氏现象时,RP 间期会逐渐延长,直至出现一次完全性房室传导阻滞(P 波消失)。QRS 波群规律出现,形态和窦性心律时相似,但是有可能出现频率依赖心律失常(右束支传导阻滞、左束支传导阻滞或室内传导延迟)。

交界区期前收缩

交界区期前收缩(PJC)特征为提前出现的 QRS 波群,形态与窦性心律时的 QRS 波群相似,但前面无 P 波。QRS 波群后可能有逆行的 P 波(在 aVF 这一垂直于心房的导联出现负向 P 波,有时也可在 II 导联出现)。也有可能 PJC 后的 P 波是正常按时下传的窦性 P 波。

每隔一个正常 QRS 波群就出现一个 PJC 叫作交界区二联律;每三个 QRS 波群中出现一个 PJC 叫作交界区三联律,交界区二联律、三联律只是一种模式,并无特殊意义。

交界区心律和交界区心动过速

交界区心律是指连续出现的交界区起源的波形,频率一般小于 100 次 / 分;逆行 P 波可能消失。有时窦性 P 波恰好出现在 QRS 波群前,但是它们之间并无关联(PR 间期易变)。这表明此时其实是存在房室分离的,并且心房的频率低于交界区的频率,这种情况叫作加速性交界区心律。交界性心动过速是一组连续出现的交界区心律,频率在 100 次 / 分以上,此时每个 QRS 波群后都会存在逆行 P 波,RP 间期较短。

房室结折返性心动过速

房室结折返性心动过速(AVNRT)的频率一般在 140~220 次 / 分。AVNRT 时存在两条通过房室结的通路形成一个循环。慢传导通路的不应期较短、快传导通路的不应期较长(图 2)。

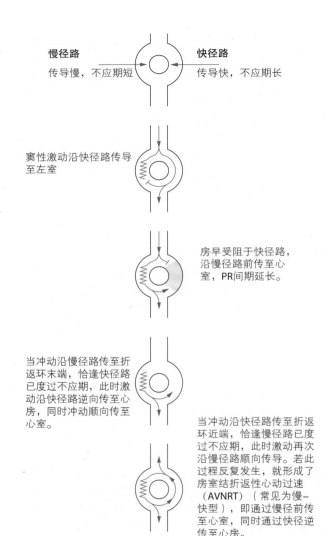

图 2　房室结折返性心动过速,需要房室结具备双径路,并形成一个折返环,慢径路传导慢但恢复快,快径路传导快但恢复慢。

典型的 AVNRT（图 2 和图 3）常被房性期前收缩触发，此时快传导通路尚未完全从不应期中恢复，不能传导期前收缩。因此，期前收缩便从慢传导通路下传到心室，而这一波形的 PR 间期也较长。如果心房的冲动在传导到循环远端时恰好快传导通路的不应期已过，那么就可以经快传导通路逆传，同时激动心房和心室。这种类型即慢 - 快型，此时一般不见逆行 P 波（即无 RP 型心动过速），但如果 P 波叠加早可以在 V$_1$ 导联 QRS 波群上出现 R′ 波形态，或在下壁导联出现 S 波（图 4）。极少数情况下，典型的 AVRNT 可表现为短 RP 样心动过速（图 4）。此时快传导通路传导相对缓慢（由于药物或年龄导致），这种类型叫作慢慢型。

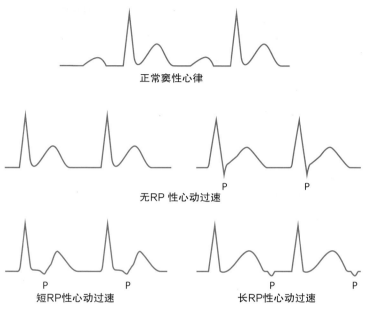

图 4　典型及非典型的房室结折返性心动过速（AVNRT）。

房室折返性心动过速

房室折返性心动过速（AVRT）出现在存在旁路或预激综合征时。AVRT 的频率在 140~240 次 / 分。循环的一支是正常的房室结 - 希氏束传导系统，另一支是旁路。这两条通路的前汇合端在心房肌，后汇合端在心室肌。每条通路都可以顺行性传导和逆行性传导。由于电传导在心室肌细胞中和逆行传导时速度较慢，所以此时表现为存在逆行 P 波，但 RP 间期较短，短 RP 型心动过速（图 4）。偶尔存在 RP 间期较长的情况（长 RP 型心动过速）。

AVRT 存在两种类型：顺行性和逆行性（图 5）：

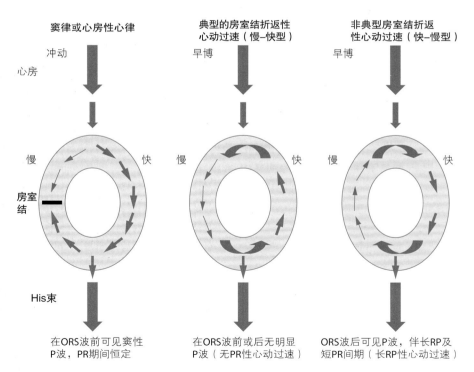

图 3　典型及非典型的房室结折返性心动过速（AVNRT）。

5

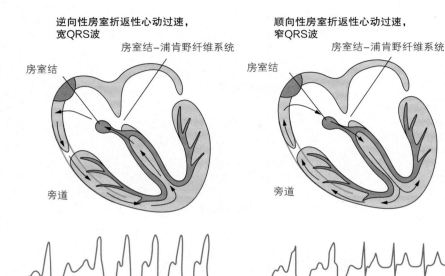

逆向性房室折返性心动过速,
宽QRS波

房室结-浦肯野纤维系统

房室结

旁道

顺向性房室折返性心动过速,
窄QRS波

房室结-浦肯野纤维系统

房室结

旁道

宽QRS型心动过速
- 通过旁道激动左室
- 经浦肯野纤维-His-房室结系统逆向激动心房

窄QRS型心动过速
- 经房室结-His-浦肯野纤维系统顺向激动心室
- 通过旁道逆向激动心房

图5 顺向型及逆向型房室折返性心动过速。

- 顺行性 AVRT 时心室的激动是通过正常房室结－希氏束－浦肯野纤维传导系统顺行性下传所致的,而心房的激动是由旁路逆传所致的。所以,此时 AVRT 的 QRS 波形是窄的,形态和窦性心律的 QRS 波形相同。如果患者恰好同时存在频率相关性的心律失常,那么 QRS 波形呈右/左束支传导阻滞图形或室内传导延迟图形。
- 逆行性 AVRT 时心室的激动是通过旁路顺行性下传所致的,而心房的激动是由正常房室结－希氏束－浦肯野纤维传导系统逆传所致的。由于心室的激动是冲动通过旁路直接激动心肌,而不是经过正常的希清

系统,所以 QRS 波形是宽大畸形的并且和左/右束支阻滞图形不同。此时的 QRS 波形态和窦性心律伴有预激时的形态相似,但是宽度大于后者的最大宽度,这是因为逆行 AVRT 时心室的激动是完全从旁路下传导致的,使 QRS 波群呈最大程度的提前激动,而窦性心律伴有预激时,是冲动通过旁路和正常房室结－希氏束传导的融合渡。

室性心律失常

心室起源的心律失常 QRS 波形宽大畸形(QRS 波间期＞ 0.12s),这是因为心室的激动并不是经希－浦系统下传引起的,而是心室的直接激动。QRS 波形态与典型的右/左束支传导阻滞形态不同。P 波可能出现也可能不出现,但即便出现,也和 QRS 波群没有相关性(即房室分离)。此时,P 波的节律规整,频率较心室频率慢,PR 间期不固定。在心动过速时出现房室分离或室性融合波或夺获波(Dressler 波)可以确诊性心动过速。融合波是指 P 波经希－浦系统传导到心室和心室自身直接激动相融合所产生的,所以相较于窦性心律的波形而言,此时的 QRS 波群前存在 P 波,PR 间期较短,QRS 波群具有窦性心律 QRS 波群和心室自身激动 QRS 波群的特点,但不完全和这两种 QRS 波群形态相同。夺获波是心房的激动经过房室结下传引起心室激动,并且可以完全夺获心室自身的激动,使 QRS 波形看起来正常化(QRS 波前存在 P 波,QRS 波形态与窦性心律时相似)。

如果存在心室向心房的逆向传导,那么可见逆向 P 波,此时 QRS 波和 ST-T 的形态也可能发生改变。是由于激动心室的脉冲不是经希－浦系统下传的,而是直接激动心室肌。导致心室激活顺序和心室复极发生改变,图形上表现为 QRS 波和 ST-T 波的改变。当然,ST-T 的改变也可能是由于 P 波的叠加。

室性期前收缩

室性期前收缩(PVC),是单个提前出现的宽大的 QRS 波形,形态不同于右/左束支传导阻滞。室性期前收缩前没有 P 波。QRS 波群后可能存在 P 波,这个 P 波可能是心室激动逆传到心房所致,也可能是恰好出现的窦性 P 波。PVC 后可能存在一个完全性代偿间歇(即 PVC 前后的 PP 间期是正常 PP 间期的两倍)。这是由于 PVC 的激动完全经房室结逆传,并导致房室结完全

去极化,此时房室结不具有电传导性,不能传导窦房结的冲动。而下一个按时出现的 P 波可以经过房室结传导,形成 QRS 波形(图 6)。

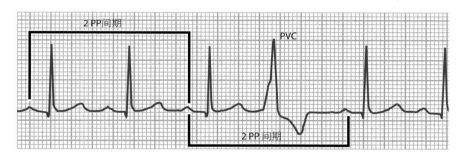

室性早搏伴完全性代偿间歇

2 PP 间期

PVC

2 PP 间期

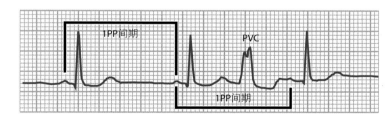

插入性室性早搏

1PP 间期

PVC

1PP 间期

图 6 **室性早搏可以存在完全性代偿间歇,也可以插入到正常心电图。**

室性早搏可以插入到正常心电图型,也就是说此时室性早搏的出现不会扰乱窦性节律,PP 间期也不会改变,这是由于 PVC 后恰好出现一个窦性的 P 波,并且这个 P 波经房室结下传,产生一组与窦性心律 QRS 波群相似的图形。此时 PVC 前后的 PP 间期与正常的 PP 间期相等(图 6),PVC 后面的 PR 间期长于正常 PR 间期,这还是因为 PVC 的激动部分经房室结逆传,只导致了部分

房室结去极化的结果(激动发生了部分隐匿)。由于此时的房室结并没有完全去极化、完全失去传导活性,所以下一个 P 波传导至此时是可以继续下传的,只不过传导速度较慢,反映在图形上就是表现为 PVC 后面的 PR 间期较长。

如果所有的 PVC 形态相同,那么它们来自同一起源。如果形态不同,那么它们的起源也是多样的。两个连续的室性早搏叫作成对室性早搏,三个连续的室早叫作连续的室性早搏或非持续性室性心动过速(NSVT)。

每隔一个 QRS 波群出现一个 PVC 时,叫作室早二联律,每 3 个 QRS 波群中出现一个 PVC 叫作室早三联律,二联律和三联律的出现只是一种搏动模式,并没有特殊的意义。

室性心律

室性心律是一组连续出现的室性 QRS 波群,频率在 60 次/分及以下。当频率在 60~100 次/分之间,叫作加速性室性自主心律或缓慢性室性心动过速。此时 P 波可能出现也可能不出现,P 波出现时节律是规整的,与 QRS 波群相分离,这也就是说 PR 间期是变化的,心房的频率低于心室的频率。P 波也可能是经由房室结逆传产生的,逆传的 P 波至少在 aVF(垂直于心房)导联是负向的。RP 间期、P 波和前一个 QRS 波群间距也是固定的。

非持续性室性心动过速(单形性或多形性)

非持续性室性心动过速(NSVT)是指连续出现的三个及三个以上室性 QRS 波群,持续时间不超过 30s,频率大于 100 次/分。具有突然中止特点的心动过速应考虑 NSVT。如果所有 QRS 波群形态相似,那么 NSVT 是单一源性的;如果 QRS 波群的形态和电轴多变,那么 NSVT 是多形性的。如果窦性 QRS 波群的 QT 间期是正常的,那这种多形性 NSVT 仍叫作多形性 NSVT,常由缺血因素引起;但如果窦性 QRS 波群的 QT 间期延长(如长 QT 综合征),此时的多形性 NSVT 就叫作尖端扭转性室性心动过速;影响 QT 间期的药物和先天因素均可诱发。

持续性室性心动过速(单形性或多形性)

持续性室性心动过速是指连续出现的一组室性 QRS 波群,频率大于 100 次/分,持续时间大于 30s,或因不能维持稳定的血流动力学在 30s 以内终止。

如果所有的 QRS 波群形态相同，即单形性，如果 QRS 波群形态多变，即为多形性。如果窦性 QRS 波群的 QT 间期是正常的，那这种多形性室性心动过速仍叫作多形性室速，常由缺血因素引起；但如果窦性 QRS 波群的 QT 间期延长（如长 QT 综合征），此时的多形性室性心动过速就叫作持续性尖端扭转性室性心动过速。

室性心动过速的频率大于 260 次 / 分时叫作心室扑动。表明此时心室搏动的频率非常快。

心室颤动

心室颤动时正常的 QRS 波群消失，代之以形态、间期和振幅都不规律的颤动波形。这种心律失常多在心脏严重缺血时发作，只能通过非同步交流电除颤终止。■

男性患者，45 岁,就诊主诉为间断心悸 1 周。既往体健,无药物或过量补充剂摄入史。否认其他与心悸相关的症状。体格检查未见明显异常。患者症状未发作时心电图检查如下。

他的诊断应该是什么?
下一步该如何处理?

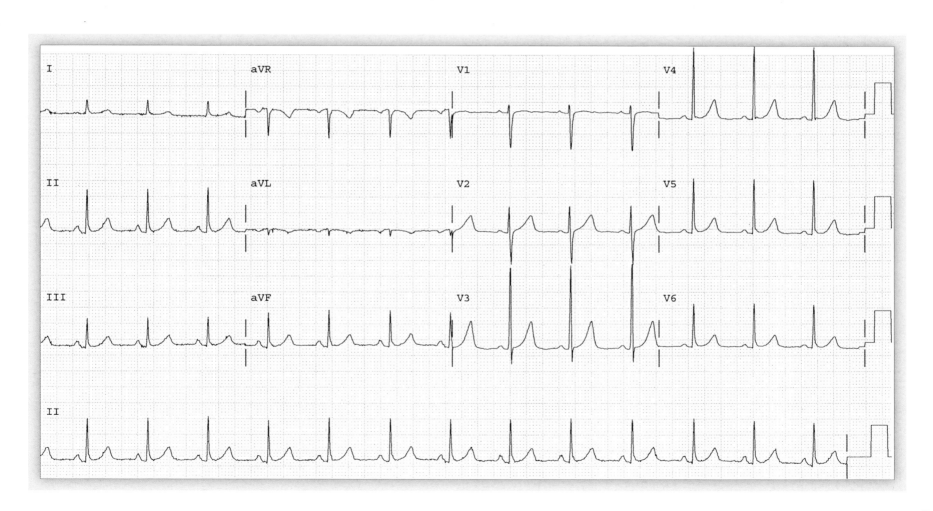

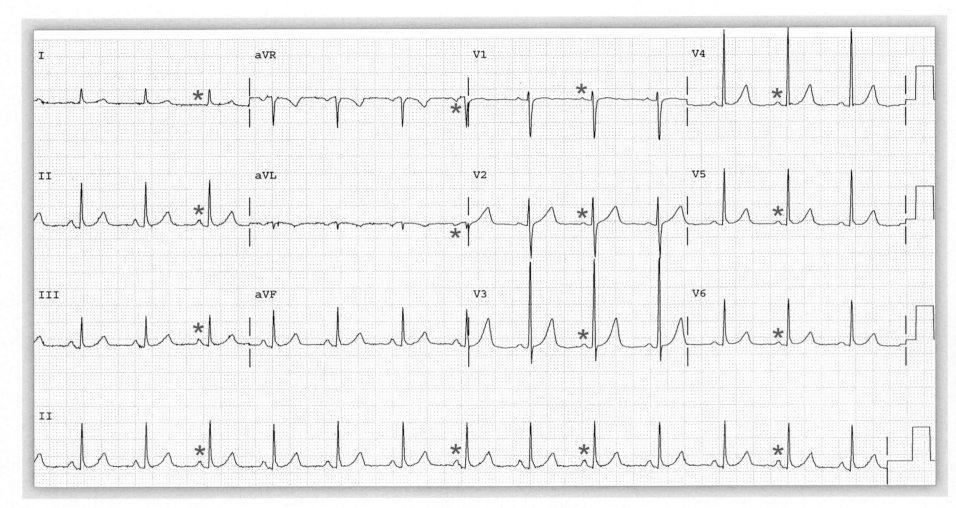

心电图 1 分析: **窦性心律,正常心电图。**

心电图 1 节律规整,频率 80 次 / 分。心率在 60~100 次 / 分,是正常的;当频率小于 60 次 / 分,称为心动过缓,大于 100 次 / 分则称之为心动过速。每个 QRS 波群之前有相应的 P 波(∗)。P 波在 Ⅰ、Ⅱ、aVF 导联和 V₄~V₆ 导联直立,在 aVR 导联倒置。据此判断节律始于窦房结。窦房结位于右心房的上后部分,窦房结产生的激动从右上向左下传导,因此,窦性 P 波在 Ⅰ、Ⅱ、aVF 导联和 V₄~V₆ 导联是直立的,在 aVR 导联是倒置的(此为其他肢体导联的镜像改变)。心电图中只看到这一种 P 波形态,因此,这是一个正常的窦性心律。

PR 间期是 0.16s,QRS 波群时限为 0.08s,QT /QTc 间期是 380/440ms。所有这些间期、时限均在正常范围。冠状面电轴不偏,在 0°~ +90°(Ⅰ 和 aVF 导联 QRS 波群均为正向直立)。胸前导联 R 波递增正常,在 V₃ 导联发生过度(R / S>1)。T 波形态正常(双支不对称,升支较缓,降支较陡),电轴正常。因此,这是一个正常的心电图。

鉴于患者的症状是间断出现的,此份心电图是在其未发作时描记的,接下来的处理就是捕捉患者发作时的心电图。动态心电图(可连续监测 24~48 小时)可用于频繁发作(即 24 小时内多次发作)的患者,而事件或循环记录仪(电子传输监测器)是用于间断发作的患者。■

女性患者,44 岁,主诉劳力性胸闷伴头晕 2 年。患者在休息时未发作过上述症状,也从未进行药物治疗。体格检查未见异常,心电图检查如下。

在严密监测下,患者进行运动平板试验检查。 在提高步速 3 分钟后,患者出现上述症状,血压下降到 84/51mmHg(1mmHg=0.133kPa),心率为 56 次 /分,节律规整,血氧饱和度仍保持在正常水平。

她的诊断应该是什么?
下一步该如何处理?

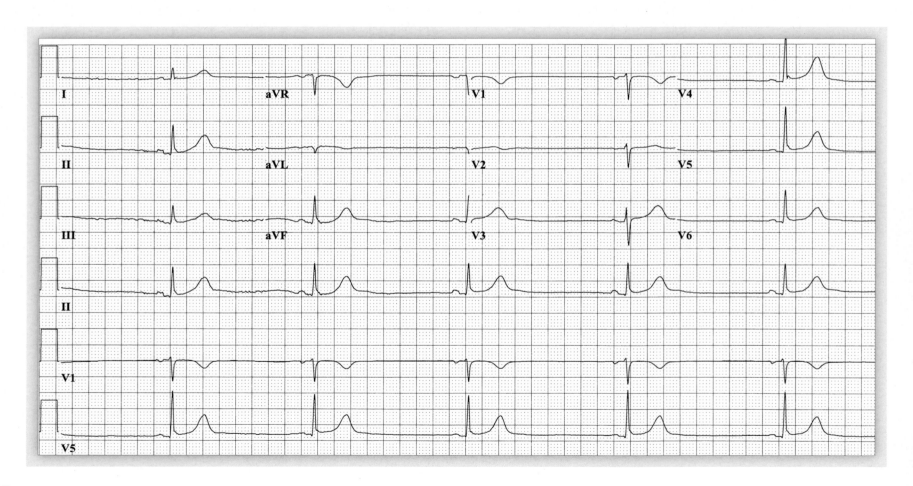

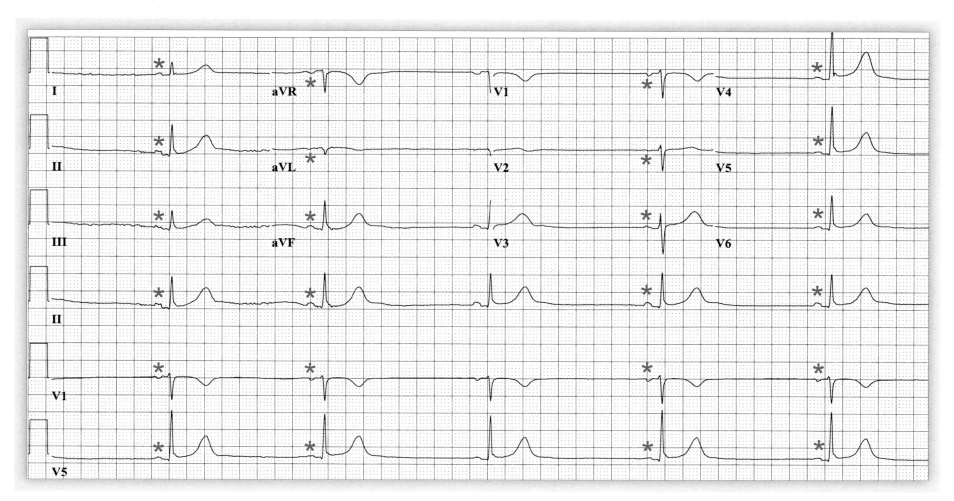

心电图 2 分析:**窦性心动过缓。**

心电图 2 节律规整,频率 32 次 / 分。每 QRS 波群之前有相应的 P 波（∗）, P 波在 Ⅰ、Ⅱ、aVF 导联和 V_4~V_6 导联为直立。P 波形态与 PR 间期恒定（0.16s）。这是窦性心动过缓。 QRS 波群时限和形态正常。 额面电轴正常,介于 0°～+90°（在 Ⅰ 和 aVF 导联 QRS 波群直立）。其 QT / QTc 间期正常（540/390ms）。胸前导联 R 波递增正常,T 波形态正常（非对称,升支较缓而降支较陡）。

如果心动过缓是在休息时发生,或无症状的清醒状态下心电图的改变也许未必符合安装 心脏起搏器的标准。许多人,包括训练有素的运动员,心动过缓的发生是由于迷走神经张力过高导致的。比如我们常常观察到患者在夜间入睡后出现窦性心动过缓的现象。在本病例中,患者只有在运动时才会出现症状。尤其值得注意的是,在达到最大运动负荷时,她的心率仅有 56 次 / 分。当心率不能随着人的运动量的增加而相应提高,以满足代谢的需求时,我们称之为变时功能不全。通用的最高预测心率（MPHR）的定义和计算公式如下:MPHR =（220 – 年龄）次 / 分。临床中采用各种标准来定义变时功能不全,其中包括达到最大运动负荷时,心率低于 85% MPHR,或者运动达峰时心率的绝对值低于 100 次 / 分。患者出现心率变时功能不全是安装永久起搏器的 Ⅰ 类适应证。通常情况下,会使用频率应答起搏器。∎

52 岁男性患者,既往无明确心脏病史,由于疲劳和头晕症状到急诊科就诊。测量血压 74/50mmHg,心电图检查如下。

下列哪一种临床疾病不会出现该患者的表现?

A. 脓毒症　B. 尖端扭转型室速

C. 肺栓塞　D. 肾上腺皮质功能不全

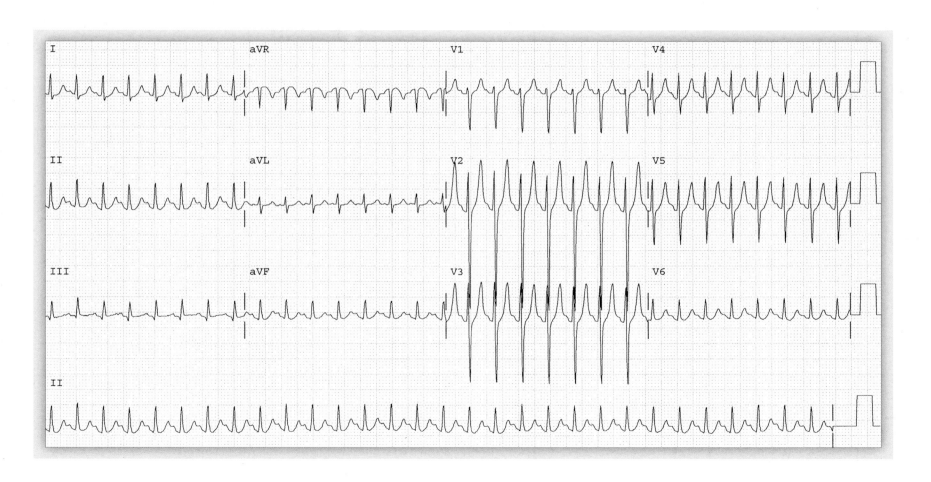

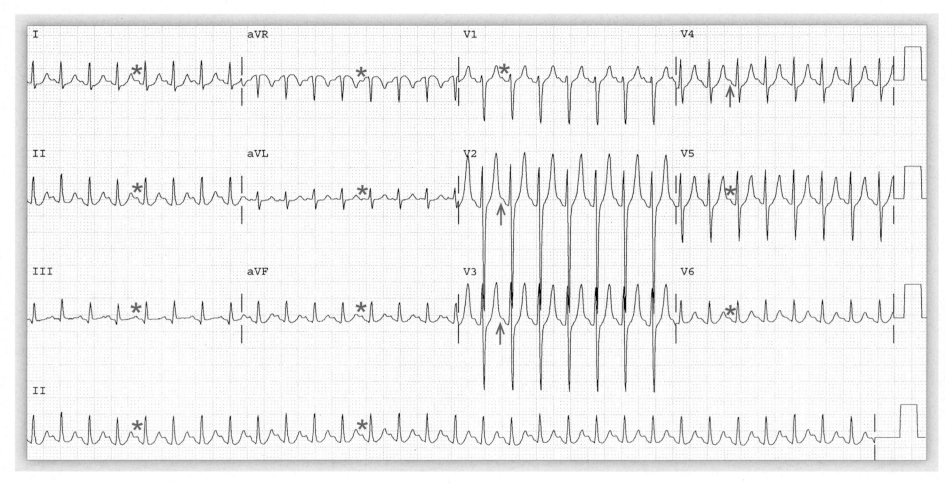

心电图 3 分析:**窦性心动过速。**

心电图 3 频率 180 次 / 分,节律规整。虽然不是每一个导联都能看得清,但在 Ⅰ、Ⅱ、Ⅲ 和 aVF 导联,每个 QRS 波群前都有相关的 P 波(*)。胸前导联 T 波的终末部分可以看到叠加的 P 波(↑)。PR 间期恒定(0.12s)。P 波在 Ⅰ、Ⅱ、aVF 导联和 $V_4 \sim V_6$ 导联直立。因此,这是窦性心动过速。在窦性心动过速的情况下,尤其是 PR 间期延长时,P 波常常叠加在上一个心动周期的 T 波上。因此,当 P 波显示不清时,要仔细在 T 波中辨认。应当指出的是,T 波的升支及降支应当是光滑流畅的,当 T 波出现双峰或顿挫常常提示叠加的 P 波的可能。

QRS 波群时限(0.08s)和形态正常,额面电轴不偏,在 0°~ + 90°(在 Ⅰ 和 aVF 导联 QRS 为正向波)之间。QT/ QTc 间期正常(240/400ms)。

根据正常的 PR 间期的定义(0.14~0.20s),该患者 PR 间期是缩短的。然而,由于交感神经和副交感神经对房室结的影响,PR 间期也会随心率的变化而改变。窦性心动过速通常是交感神经活性增加,交感兴奋的同时也会加快激动在房室结的传导。因此,窦性心动过速与 PR 间期缩短是相互关联的。与此相反,窦性心动过缓,是由于交感神经兴奋性降低而副交感神经兴奋性增高,从而降低激动在房室结的传导速度,使 PR 间期延长。

窦性心动过速通常是交感神经兴奋性升高、血液中的儿茶酚胺浓度增加的结果。许多可能的病因会表现出窦性心动过速伴低血压,包括各种严重感染合并或不合并脓毒症、肺栓塞、肾上腺皮质功能不全、急性出血或血容量减少以及心源性休克。尖端扭转型室速是多形性室性心动过速的一种,主要是由 QT 间期延长所导致。先天性长 QT 综合征是由于基因点突变,从而导致心肌离子通道异常。尖端扭转通常是在 QT 间期延长的基础上出现心动过速,在此份心电图中我们看到的 QT / QTC 间期是正常的。药物介导的尖端扭转型室速往往是在心动过缓或停搏的基础上发生,或者说在心动过缓时更容易出现;因为,随着心率的减慢,QT 间期会进一步延长。而本例心电图中,患者的 QT / QTC 间期在正常范围内,而且基本节律又是窦性心动过速,因此,用尖端扭转型室速来解释患者的症状是不太可能的。■

你和同事共同接诊了一位 28 岁的患者。患者每年例行检查，并无不适症状。体格检查：患者无发热，血压 120/80mmHg，脉搏不规则。头颈部检查以及神经系统检查未见明显异常。双相颈静脉压（可见 A 波和 V 波）6cm，无颈静脉怒张，颈动脉搏动正常。肺部听诊与叩诊正常，除了心律不规整以外，心脏体格检查无明显异常，未闻及杂音和摩擦音。腹软无压痛，四肢温暖，灌注良好。你的同事判断患者是由于房颤所导致脉搏不规整，但你不同意他的结论。心电图检查如下。

如何判断患者是否存在房颤？

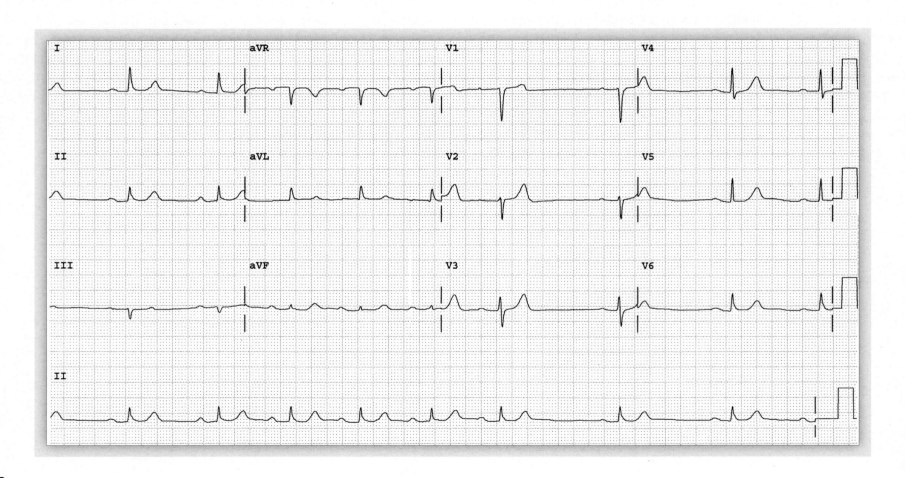

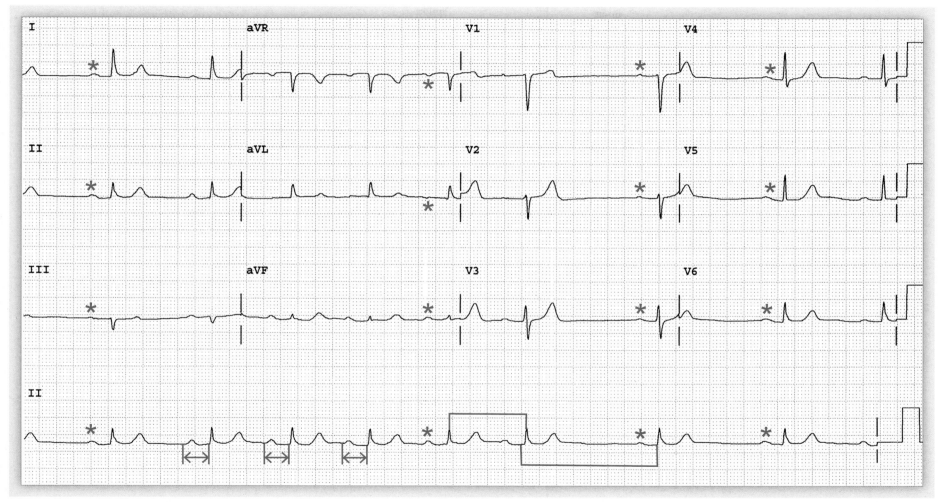

心电图 4 分析:窦性心律不齐,Ⅰ度房室传导阻滞。

心电图 4 心脏节律不规整,频率在 38~68 次 / 分不规律地波动。每个 QRS 波群前有相应的 P 波(*), P 波的形态不变, PR 间隔恒定(0.28s)。 P 波在 I、II、aVF 导联和 V_4~V_6 导联直立。据此可以判断患者为窦性心律不齐,同时合并 I 度房室传导阻滞(房室传导时间延长)。窦性心律不齐可受呼吸的影响(即它是一个由呼吸介导的心律失常)。同时它也受支配心脏的交感神经和副交感神经调节,交感神经可使心率增快,副交感神经则使心率减慢,这是通过神经反射完成的。

吸气时,由于胸腔负压,静脉向心脏回流增多。静脉回流增加可导致心肌纤维被拉长,这意味着迷走神经张力将减低、副交感神经活性下降,同时通过机械 - 电反馈机制,可提高具有自律性的起搏细胞的活性。因此,静脉回流增多可使心率加快。到了呼气时,交感神经兴奋性降低,而副交感神经的活性增加,因此心率减慢。该患者 QRS 波群时限(0.08s)且形态正常,额面电轴不偏,在 0°~+90°(QRS 波群在 I 和 aVF 导联直立)之间, QT/ QTc 间期正常

(440/440ms)。 T 波形态正常(双支不对称,升支较缓降支较陡)。

仅有三种室上性节律是不规整的:窦性心律不齐,多源房速 / 心房游走性心律(或紊乱性心房律)以及房颤。只有一种 P 波形态和固定的 PR 间期,提示窦性心律不齐。存在三种或三种以上形态的 P 波(及 PR 间隔),而其中没有任何一种 P 波是占主导优势的,频率 <100 次 / 分,是心房游走性心律或多源心房速,频率 > 100 次 / 分时为紊乱性心房律。房颤的特点是找不到可识别的、有规律的 P 波,代之以快速和形态不规则的纤颤波,无规律 P 波的结果就是导致心房丧失规律的舒缩功能。回想一下颈静脉波形,它反映了心房压力的变化,其双相分别是由 A 波(心房收缩波)和 V 波(静脉回流波)构成。体格检查发现,当患者发生房颤时,颈静脉波形不再是双相,而变为单相,仅见 V 波, A 波消失。因为本例患者体格检查时发现存在双相颈静脉压,因此可排除房颤。■

55 岁女性患者,既往无明确的心脏病史,因间断心悸就诊,无头晕,胸闷,
晕厥等。发作心电图见图 5A。数分钟后复查心电图(见图 5B)。

心电图 5A

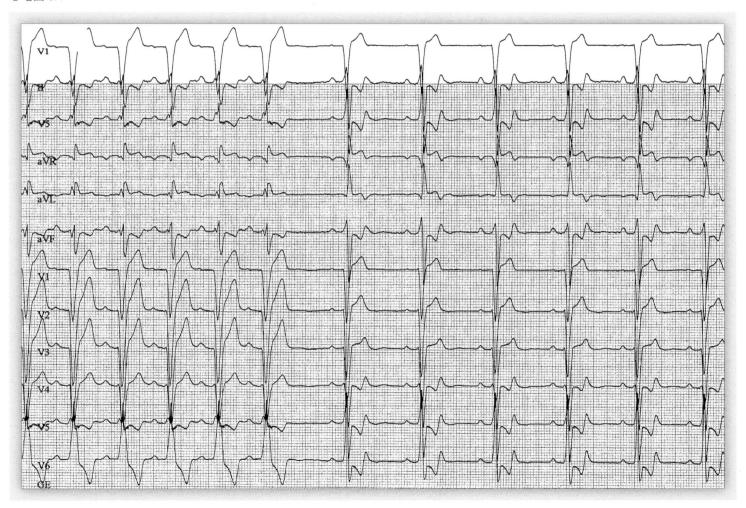

她心悸的病因是什么?

如何解释心电图 QRS 波形态的变化?

如果需要对患者进行负荷试验,应当采取哪种检测形式?

心电图 5B

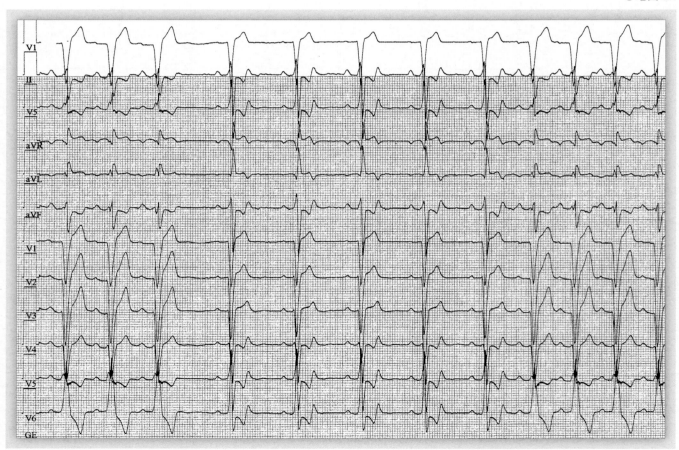

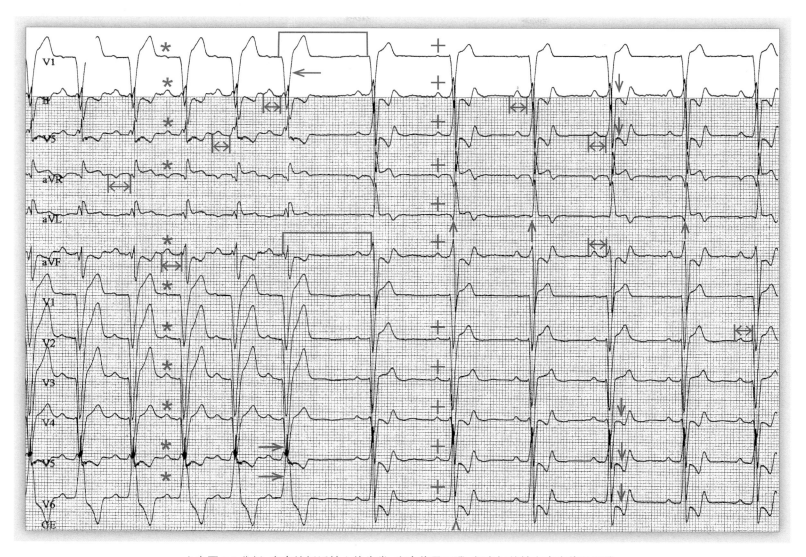

心电图 5A 分析:窦房结折返性心律失常,室内传导阻滞,频率相关性左束支传导阻滞。

心电图 5A 中,初始部分节律规整、频率 94 次 / 分。每个 QRS 波群前均有相应的 P 波(*),PR 间期(0.18s)恒定(↔)。P 波在 Ⅱ、aVF 导联以及 V₄~V₆ 导联直立,因此是窦性心律。心电图中可见 QRS 波群增宽(0.16s),并有左束支传导阻滞(LBBB)形态(QRS 波群在 V₁ 导联呈 QS 型,V₅~V₆ 导联呈宽大畸形 R 波)。继之,心率突然降低,频率 56 次 / 分。在频率转慢后,每个 QRS 波群之前仍有相应的 P 波(+),P 波的形态、电轴、PR 间期与心率 94 次 / 分时相同。因此,这两种节律都是窦性的。这是窦房结折返性心律失常的特征表现,即窦性频率突然减慢,而不是像窦性心动过速心电图中所见的逐渐减慢。应当指出的是,当速率减慢时,QRS 波群变窄(0.10s),虽然形态与心率较快时相似。然而,如 QRS 波群时限低于 0.12s,提示是室内传导阻滞(IVCD),而不是完全性左束支传导阻滞。IVCD 具有类似于左束支传导阻滞的 QRS 波群形态特征,也常被称为不完全 LBBB 与完全性左束支传导阻滞不同,变窄的 QRS 波群在 aVL 导联可见小 Q 波(室间隔 Q 波),进一步证实了这不再是完全性左束支传导阻滞。因为支配间隔部分的左间隔支是源于左束支的一条分支,因

此 Q 波在完全性左束支传导阻滞时是看不到的。此外,V₆(∧)导联可见变窄的 QRS 波群,终末部分有 S 波,提示终末向量的传导是从左至右。这在完全性左束支传导阻滞时是见不到的,因为完此时向量传导完全都是从右到左。这种在心率较快时出现的 QRS 波群变宽的现象是频率相关性束支传导阻滞。同时还应注意到 Ⅱ 和 V₄~V₆ 导联出现显著的 ST-T 波异常,QT/ QT 间期延长(420/520ms),但考虑到 QRS 波群时限增宽(340/430ms),此应为正常的继发性改变。

心率较慢时可以出现 IVCD,IVCD 并不影响活动后的 ST 段抬高。但是,心率较快时出现完全性 LBBB(即心率相关性 LBBB)将会限制心电图活动平板试验的应用,因为 LBBB 时不能很好的评估 ST 段改变(或任何真正意义上的左室异常),也就不能用于诊断心肌缺血。LBBB 时,左室不再通过正常的希 – 浦系统激动,而是通过右束支和右室直接激动。因此仅通过心电图负荷试验不足以发现心肌缺血。所以,如果该患者接受了负荷试验,还需要进行一些影像学检查,如核素或超声心动图。

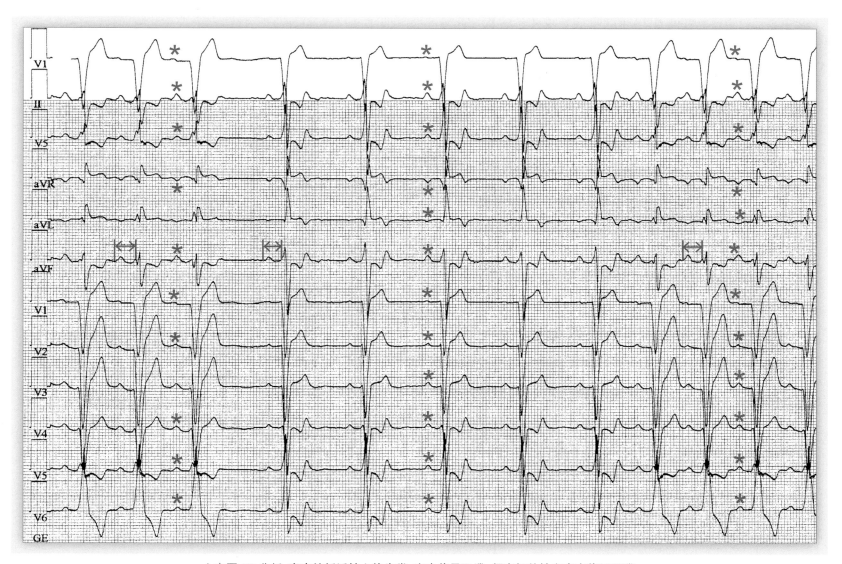

心电图 5B 分析：窦房结折返性心律失常，室内传导阻滞，频率相关性左束支传导阻滞。

心电图 5B 中显示初始频率为 94 次 / 分的心律突然减慢至 58 次 / 分，然后又突然转变回 94 次 / 分。无论频率快慢，每个 QRS 波群前均有同样的 P 波（*）及 PR 间期，并且 P 波和 PR 间期与心电图 5A 中的是相同的。这是窦房结折返性心动过速（即心率突然加速和突然减慢）的显著特点。该 QRS 波群形态和 QT/ QT 间期与心电图 5A 中也是相同的。仔细观察发现，IVCD 以及频率相关性左束支阻滞在心电图 5A 中也是同样出现的。■

62 岁男性患者,既往有长期吸烟史和新近确诊并行放疗的颈部鳞状细胞癌,主诉近两周间断眩晕和一过性晕厥。心电图检查如下,对患者进行颈部按摩时诱发出了症状。

患者的基本节律是什么?
临床诊断是什么?
如何对患者进行处置?

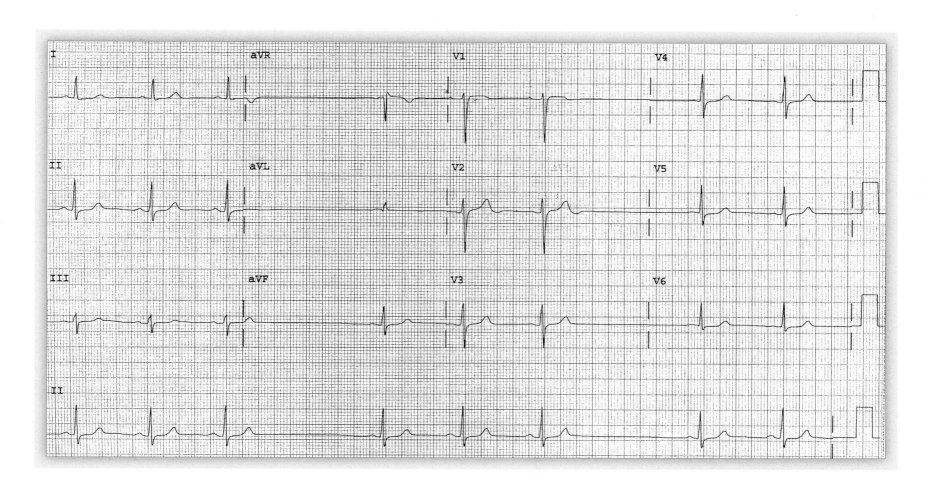

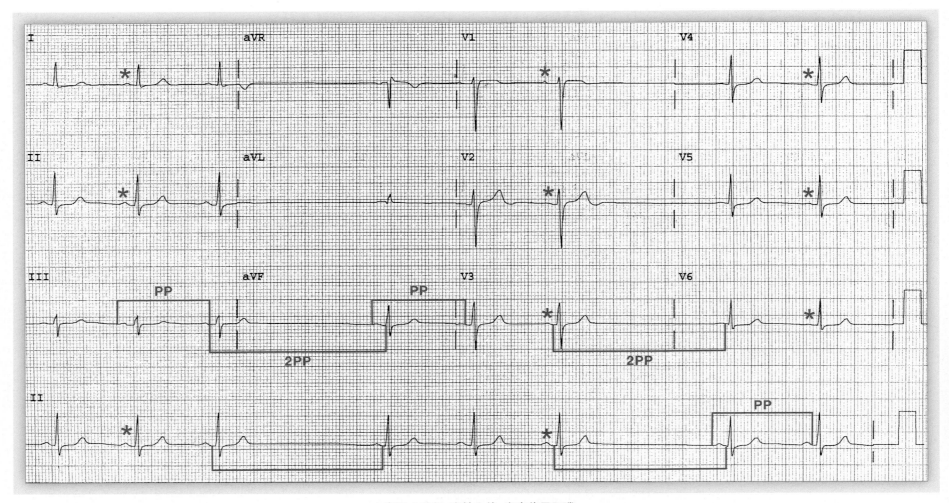

心电图 6 分析：**窦性心律，窦房传导阻滞。**

心电图 6 频率 60 次 / 分。每个 QRS 波群之前有相应的 P 波（*），PR 间隔（0.16s）恒定。图中可见两个长的 RR（或 PP）间期，期间找不到任何形态的的 P 波（⌣）。提示两次窦性漏搏，时长相当于正常窦性间期的 2 倍（⌐）（测量包含漏搏在内的前一个心动周期至漏搏后一个心动周期的 PP 间距），据此判断心电图为窦房传导阻滞。发生窦房传导阻滞时，窦房结的激动是规则的，但发生一次传导异常，使得窦房结激动未能有效下传并激动心房，因此没有 P 波产生。由于窦房结激动规整，故包含停搏在内的 PP 间距等于正常窦性间期的 2 倍。

QRS 波群时限（0.08s）和形态正常。电轴不偏，为 0°～+90°（QRS 波群在 I 和 aVF 导联直立）。QT/ QTc 间期正常（400/400ms）。

窦房传导阻滞时，轻压颈动脉，出现窦性心律减慢，是颈动脉窦高敏反应（CSH）的表现。 CSH 是通过超敏的颈动脉感受器的反射活动，导致出现眩晕或晕厥的心动过缓（心脏抑制性反射）或周围血管扩张（血管减压反射）。心动过缓可由窦房结和（或）房室结功能障碍所致。颈动脉窦感受器感受压力的变化，产生传入冲动至脑干孤束核，通过交感神经和迷走神经传出冲动，影响心率和血管舒缩。 CSH 好发于老年患者，并与潜在的颈部疾病等情况相关，如肿瘤，手术后瘢痕，或放射性纤维化。

反复出现的症状和伴随颈动脉窦按摩发生的心动过缓支持 CSH 的诊断。处置应包括停用所有对窦房结有抑制剂作用的药物，维持足够的血容量。由于 CSH 对心脏的抑制作用，导致患者症状反复发作伴晕厥，是植入永久起搏器的 I 类适应证。■

76 岁男性患者,主诉间断头晕、黑蒙 2 周。既往无心脏病史,高血压病史多年,应用血管紧张素转换酶抑制剂治疗。测脉搏,偶有停搏。心电图如下。

心电图提示哪种心律失常?
这种心律失常可否解释该患者的症状?
如何对患者进行处置?

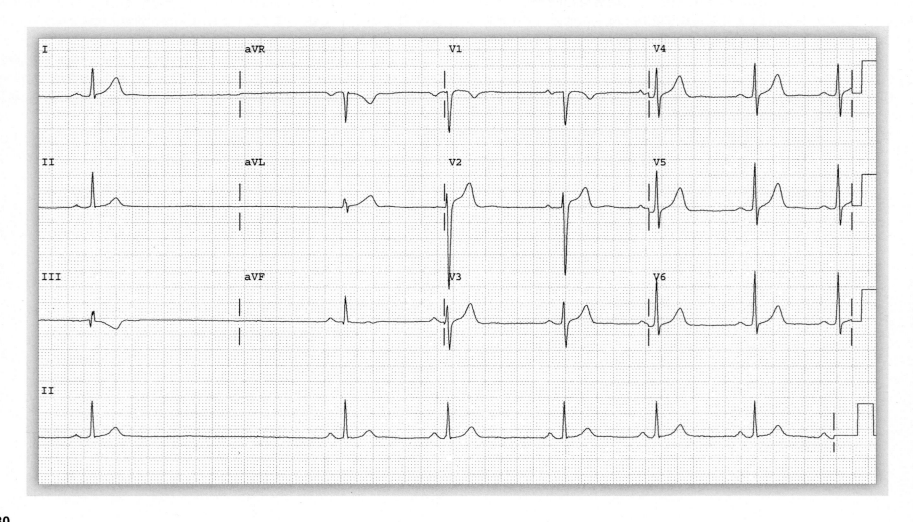

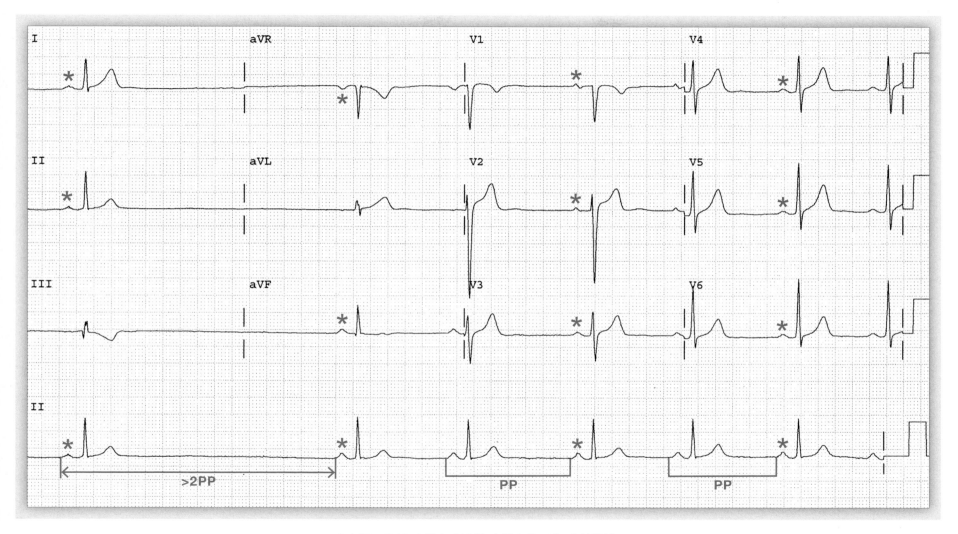

心电图 7 分析:窦性心动过缓,窦性心律不齐,窦性停搏。

心电图 7 所示,窦性心动过缓,节律不规整,频率在 44~54 次 / 分波动。每个 QRS 波群(*)前均有相应的 P 波,PR 间期(0.22 s)恒定。P 波形态不变,并且在 Ⅰ、Ⅱ、aVF 导联和 V₄、V₆ 导联直立,因此,提示患者为窦性心动过缓伴窦性心律不齐。窦性心律不齐的心电图表现为节律不规整,每个 QRS 波群前有相应的 P 波,P 波形态固定,PR 间期恒定。需要注意的是长 RR 间期,我们在这个长间期内找不到任何 P 波,因此,提示这是窦性停搏。包含停搏在内的前后两次心搏的 PP 间期长于正常 PP 间期(⎵)的 2 倍(即便窦性心律不齐已经被明确诊断),据此诊断患者为窦性停搏。出现这种情况时,窦房结不能在异常心动周期后迅速恢复正常起搏。

窦性心动过缓和窦性心律不齐的发生可能是药物作用的结果,有些药物可以抑制窦房结的自律性,比如地高辛、β 受体阻滞剂或钙通道阻滞剂。然而该患者并未服用这些药物。其他可能的原因还包括迷走神经张力过高以及原发性窦房结病变。心电图出现窦性停搏,伴长 PP 间期,提示患者存在潜在的窦房结功能障碍,有可能为病态窦房结综合征。如果找到窦房结功能障碍或病态窦房结综合征的证据,且患者有相应的临床症状,提示患者的缓慢性心律失常可能需要置入永久性心脏起搏器。■

患者昨日行阑尾切除术,术后使用 β 受体阻滞剂来控制房颤心律。心电图如下。

该图的诊断是什么?
患者应该继续服用 β 受体阻滞剂吗?

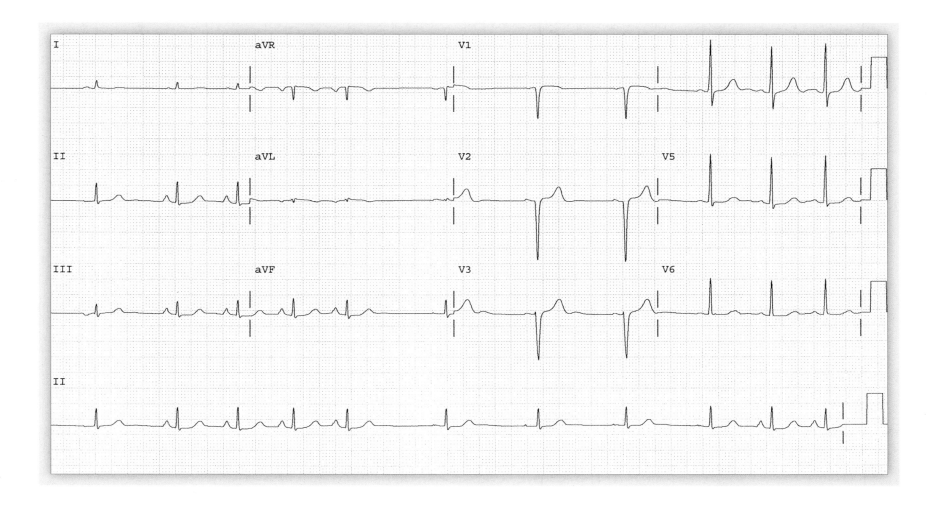

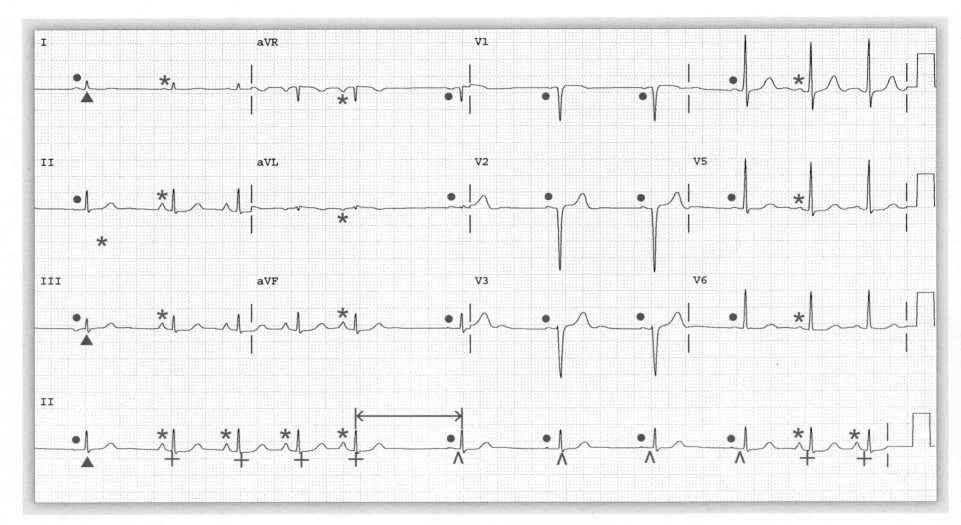

心电图 8 分析：正常窦性心律，窦性停搏伴房性逸搏。

初一看,可能会觉得这是基本的窦性心动过缓伴随较快的异位房性节律。但是更仔细观察发现,快的心率是窦性心律。第 2、3、4 和第 5 个 QRS 波(+),以及最后两个 QRS 波(+)具有恒定的频率 90 次 / 分。每个 QRS 波群前的 P 波(*)形态是相同的,PR 间期是恒定的(0.16s)。P 波在 Ⅰ、Ⅱ、aVF 和 V$_4$~V$_6$ 导联是正向的,表示正常窦性心律。前四个 QRS 波(∧)和其他的 QRS 波具有相同的形态,其后的第 5 个 QRS 波群有一个暂停(↔)。这些 QRS 波群前面也有 P 波(•),但 P 波形态与窦性波群不同(第 2 至第 5 波群)。在 Ⅱ 和 aVF 导联的中,P 波的形态是典型的窦性 P 波,其波形很小、很窄。此外,该波群 PR 间期比窦性波群的 PR 间期稍长(0.18s)。因此,这些是心房波,其 RR 间期规则,频率 60 次 / 分。这是窦房结停止搏动伴房性逸搏的一种表现,在这之后,再次出现正常窦性心律。事实上,第 1 QRS 波群(▲)前面存在一个相同的异常 P 波(•),它也是一个心房波。

所有的 QRS 波波形相同,间期(0.08s)和形态正常。电轴在 0°~+90°(在 Ⅰ 和 aVF 导联是 QRS 波正向的)。QT/QT 间期正常(380/470 ms)。

窦性停搏可能是迷走神经兴奋、药物影响窦房结活动(例如 β 受体阻滞剂,地高辛或钙通道阻滞剂),或者窦房结功能障碍的结果。这个患者窦房结活动缺失,心房逸搏节点掌控了起搏功能。因此,没有发生心脏停搏和严重的心动过缓,所以该患者没有症状。窦性停搏的原因还不清楚,因为上述原因都有可能导致此类心电图。最可能的原因是 β 受体阻滞剂的治疗。因为这个患者不再有房颤,应该考虑停用这种药物。

由于没有相关症状,所以没有必要进行其他特殊治疗。虽然存在窦性停搏,但它有完整的逸搏机制,所以没有出现心动过缓。在停用 β 受体阻滞剂之后,如果窦性心动过缓的症状持续存在,预示需要安装起搏器。■

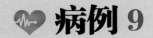

82 岁健康女性,使用阿替洛尔治疗高血压后出现病毒性胃肠炎。在过去的 3 天多,由于反复的呕吐,无法服用药物,今早患者重新开始口服药物。由于伴随间断性的头晕就诊于急诊科。在她头晕发作时,记录心电图如下。

这是什么节律失常?
这种失常最可能的原因是什么?
异常的 QRS 波群起源在哪?

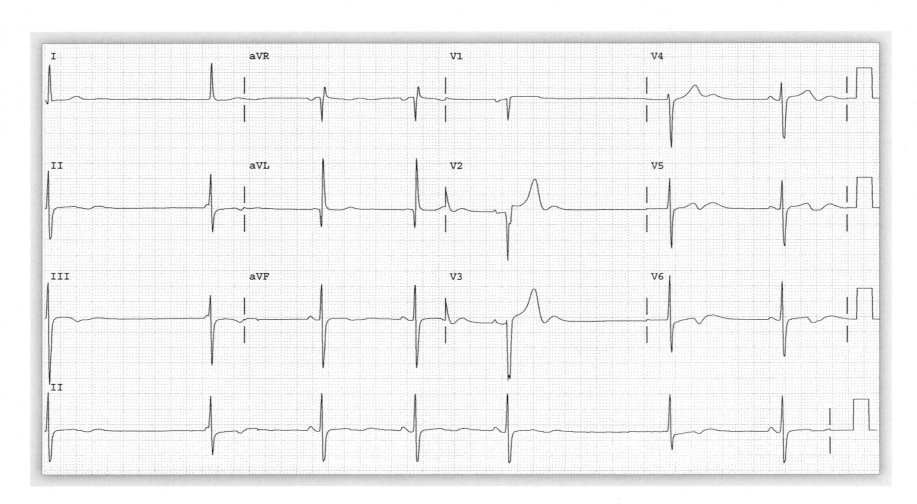

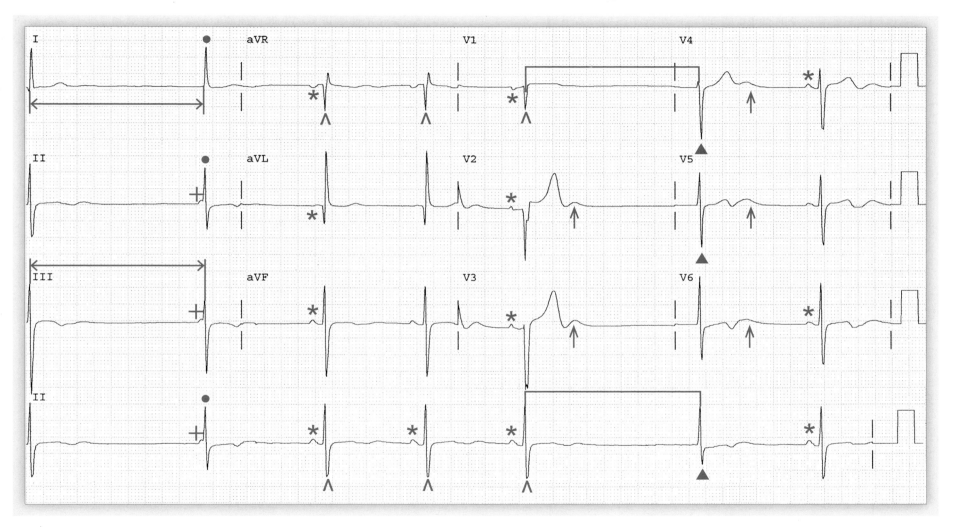

心电图 9 分析:窦性心动过缓,窦性停搏伴交界性逸搏,U 波。

心电图的起始是一个长的 RR 间期（↔），在这个间期没有 P 波。在第 2 个 QRS 波群（·）存在一个未下传的 P 波（+），叠加在 R 波的上升支。它是窄 QRS 波（0.08s），形态是正常的。它和随后的 3 个 QRS 波群的形态相同（∧），这些波群前有 P 波（*），PR 间期是稳定的（0.18s）。因此第 2 个 QRS 波群（·）是交界性逸搏。P 波在 Ⅱ、aVF、V₄~V₆ 导联是正向的。因此这潜在的是个窦性节律。第 3~5 个 QRS 波群（∧）以每分钟 50 次发生，是窦性波。在第 5 个 QRS 波群之后，有一个长的 RR 间期（⊓），以一个窄 QRS 波群（▲）结尾，其前没有 P 波。这是另外一个交界性逸搏。它停顿的时间超过两个窦性 PP 间期。因此节律是窦性心动过缓合并交界性逸搏心律，伴随偶发的窦房结夺获，其心率为 30 次 / 分。

QRS 电轴在额面图上是生理性左偏，在 0°～30°（在 Ⅰ 和 Ⅱ 导联中，QRS 波是正向的，在 aVF 中，QRS 波是负向的）。QT/QTc 是正常的（480/440ms）。

在 V₂~V₆ 导联 T 波之后是一个明显的 U 波（↑）。U 波被认为代表复极的延迟，也可能是希氏束 – 浦肯野系统的复极延迟，常见于右胸导联。当整个胸前导联出现显著、高大的 U 波暗示低钾血症。

交界性逸搏表现的 QRS 波群形态与正常传导的 QRS 波群相似（因为它们起源于房室结或者交界区，通过正常的希氏束 – 浦肯野系统传导到心室），然而室性逸搏有更宽的 QRS 波群，形态上有异常，与典型的右或者左束支阻滞不同（因为心肌激活不再有正常的希氏束 – 浦肯野系统传导，而是由心室直接发放冲动），表现为更慢的心率。

考虑到该患者口服吸收差，反复呕吐，她有脱水情况，可能已经发展到了低钾血症和肾前性氮质血症。鉴于阿替洛尔主要是由肾脏代谢的，窦性停搏可能与血清阿替洛尔浓度增加有关。■

女性患者，35 岁，最近行超声心动图诊断为良性左房黏液瘤，引起二尖瓣反流，计划施行肿瘤切除术。心电图如下。

这是什么异常节律？
这种心律失常最可能的机制是什么？
如何治疗？

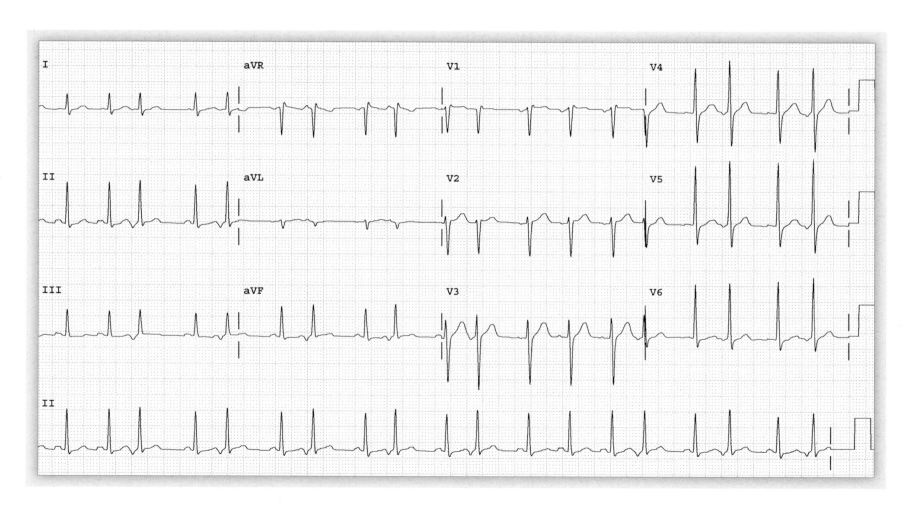

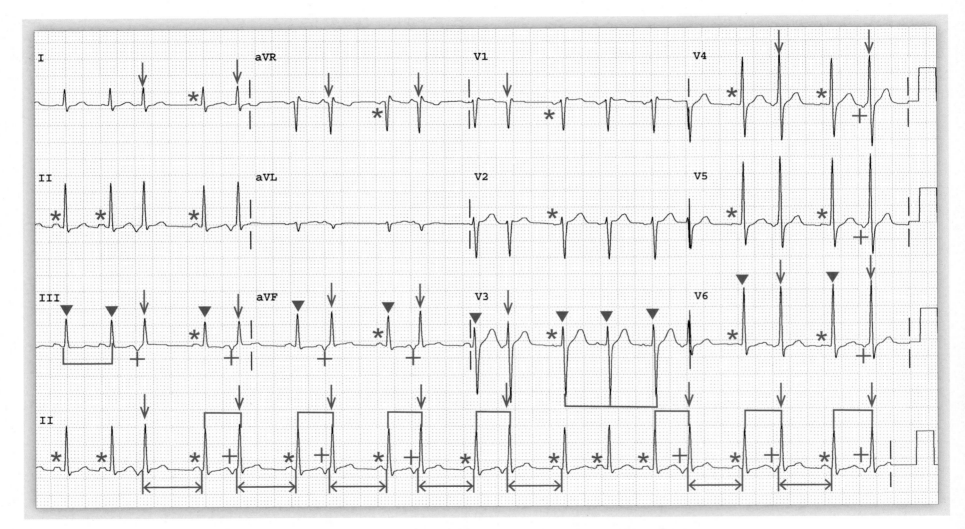

心电图 10 分析：**窦性心动过速伴频发的房性早搏（单一病灶，完全代偿间歇）。**

虽然节律不规则,但是所有的长 RR 间期(↔)、短 RR 间期(⌐)与中间间期(⌣)均相同。因此,节律是有规律的不规则。有一个基本的规则节律(⌐)频率在 118 次 / 分(如中间间期)。在每个规则的 QRS 波群(▼)前有一个 P 波,在每个 QRS 波后伴随一个长 RR 间期,并与中间 RR 间期(⌣)相关。P 波在 I、II、aVF 和 V₅~V₆ 导联是正向的,因此这是窦性心动过速。QRS 波时长(0.08s)和形态正常。心电轴正常,为 0° ～ +90°（I、aVF 导联 QRS 波向上）。QT/QTc 间期正常（320/450ms）。

偶有 QRS 波提前出现(↓),每个波前出现的 P 波都不同于起源于窦房结发出的 P 波(也就是说 II、aVF 和 V₄~V₆ 导联 P 波向下)。QRS 波时限、形态和电轴与那些窦性 QRS 波群相同。因此,这些是房性早搏(PAC)。因为每个 PAC 都有相同的异常的 P 波,因此它们都是单一的 PAC。

在 PAC 后出现一个停顿(↔)(也就是长的 RR 间期),时限是变化的。停顿前后的 PP 间期时限可能短于或长于也可能等同于两个窦性 PP 间期。在这个例子中,停顿前后的 PP 间期等同于两个 PP 间期。因此称这种情况为完全性代偿间歇。房早后的停顿是由于提前发出的房性冲动抑制或者重置了窦房结的活动。因此在出现下一个窦性激动前,间期是变化的。在这个例子中,房性早搏抑制了窦房结,其后窦房结及时的产生了一个 P 波。

心房细胞自律性提高和房内的折返是房性早搏最常见的机制。房早可发生在各个年龄组,伴或不伴心脏病。然而,伴有器质性心脏病(特别是伴有左房扩大或者肥厚)的患者其更易频繁发作房早。另外,房早可以诱发其他的房性心律失常如心房颤动。

尽管没有症状,但是有持续的房性心律失常,这个患者应该行 24 小时动态心电图监测以评估有无存在其他房性心律失常,因为它们可能与增加血栓的风险有关(特别是心房颤动)。

尽管房性早搏与心悸有关或者有漏跳的感觉,但是它们是常见的、良性的,经常没有症状。对于没有症状的患者,没有治疗的指征。尽管如此,对于有症状的患者,第一步的治疗是避免诱因,如咖啡、饮酒、吸烟、紧张。如果没有症状改善,可以用 β 受体阻滞剂作为初始方法治疗与早搏相关的症状。如果使用 β 受体阻滞剂治疗后早搏相关症状仍然持续,或者早搏诱发了持续的房性心律失常,下一步则需要加用抗心律失常的药物（I A，I C，III 类）。■

女性患者，52 岁，近期间断出现心悸，既往有冠心病，超声示左室功能正常。体格检查：脉搏不规则，血压 125/80mmHg。颈静脉压正常，心脏听诊可闻及收缩中期喀喇音伴收缩晚期杂音，在心尖区最明显，其他检查无明显异常。心电图如下。

这是什么异常节律？
如何诊断？
治疗策略？

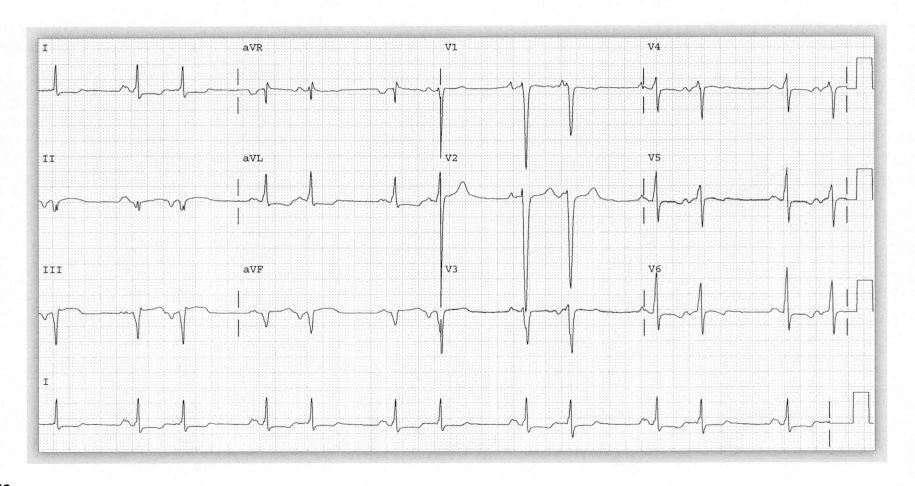

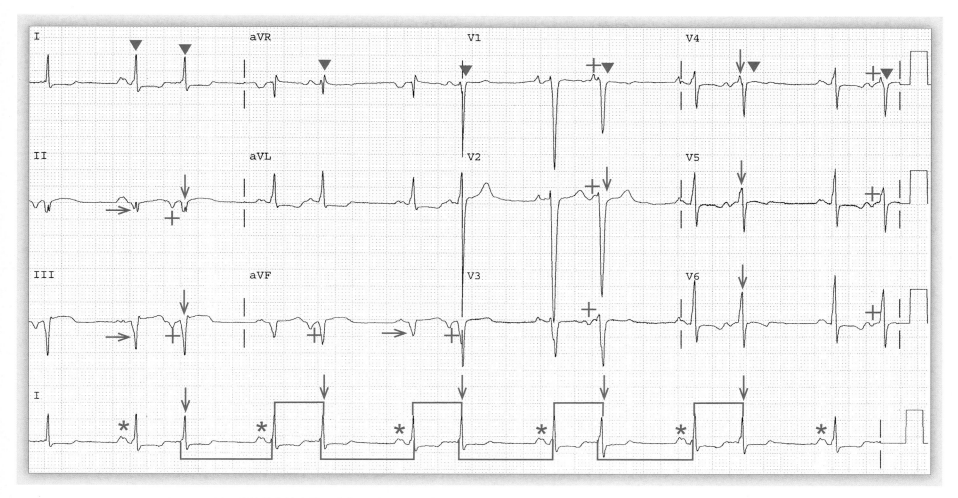

心电图 11 分析：**窦性节律伴房性二联律，左房肥大，室内传导延迟，陈旧下壁心肌梗死。顺钟向转位（R 波递增不良，过度延迟）。**

节律不规则，平均 66 次 / 分。然而这里有一个规律：长的（⌣）和短的（⌐）间期组合跳动；因此节律是有规律的不规则。在一个长间期后出现 1 个 P 波（*），它和每一个 QRS 波群（▼）前的 P 波相同，这些 QRS 波群后伴随一个长的 RR 间期。PR 间期是恒定的（0.2s）。P 波在 Ⅰ、Ⅱ、aVF 和 V₄~V₅ 导联是向上的，因此是一个窦性波。P 波在 Ⅰ、Ⅱ、aVF 和 V₅~V₆ 导联是增宽的（0.16s），可以看见轻微的切迹，它和左房肥大和左房异常相符合。较短的 RR 间期是早搏的结果（↓），它前面有一个 P 波（+），但是 P 波形态不同于窦性 P 波，它在 Ⅱ、aVF 和 V₄~V₆ 导联是负向的。因此这些是房性早搏（PAC）（↓）。这是一个重复模式，每隔一个 QRS 波就是房早。这个被称为房性二联律或者二联律早搏，它表明这是重复的早搏模式，没有临床意义。

QRS 波间期延长（0.11s）是室内传导延迟的结果。电轴是极其左偏的，在 -30°~-90°（QRS 波群在 Ⅰ 导联是正向的，在 Ⅱ、aVF 导联是负向的）。然而负向的 QRS 是 Ⅱ、Ⅲ、aVF 导联深 Q 波造成的结果（→）。因此这是下壁心肌梗死，不是室内传导的异常（这就是说，在 Ⅱ、aVF 导联存在 rS 波，是左前分支传导阻滞）。还要注意的是 V₁~V₄ 导联 r 波递增不良，QRS 波群在 V₅ 导联过渡。这被称作顺钟向转位，这是由于电轴在水平投影面发生改变。这种改变可以想象成从隔膜下面看心脏。随着顺钟向的转位，左心室向量在胸前

导联是向后转移的。QT/QTc 间期是正常的（460/480s，当考虑到 QRS 波群延迟则为 430/450ms）。

心房二联律的存在没什么重要的临床意义，它提示存在频发的房性早搏。对于这种心律失常，没有特殊治疗的必要。尽管有症状，包括心悸或者心跳脱落感可能会发生。心悸总的来说是心脏收缩力增加和停顿导致搏出量增加以及左室充盈增加的结果（frank-starling 机制）。β 受体阻滞剂尽管不能抑制早搏，但也许在减轻症状方面有效（通过它们的负性肌力的作用）。

二尖瓣脱垂（MVP）涉及黏液瘤样增厚的二尖瓣瓣叶，它导致二尖瓣瓣叶过长，在收缩期会滑落或者翻卷回左房。它能导致连续的二尖瓣轻微到重度的反流。目前大概有 2%~3% 的群口存在 MVP，它可能是孤立的，也可与其他结缔组织病有关，例如马方综合征。诊断可以通过体格检查或者心脏超声确定。心脏听诊时，二尖瓣脱垂可以导致一个收缩中期的喀喇音伴随一个因二尖瓣反流引起的收缩晚期的杂音。二尖瓣脱垂与心内膜感染、缺血性脑卒中以及室性和房性心律失常有关，包括早搏和房颤。治疗有症状的心律失常包含避免潜在的物质（例如咖啡和乙醇）和应用 β 受体阻滞剂。如果合并有严重的二尖瓣反流，可以实施矫正的外科手术。■

男性患者，65 岁,吸烟史 40 年,体检发现心音不规则且遥远。心电图如下。

心电图有无异常?
潜在的疾病可能是什么?

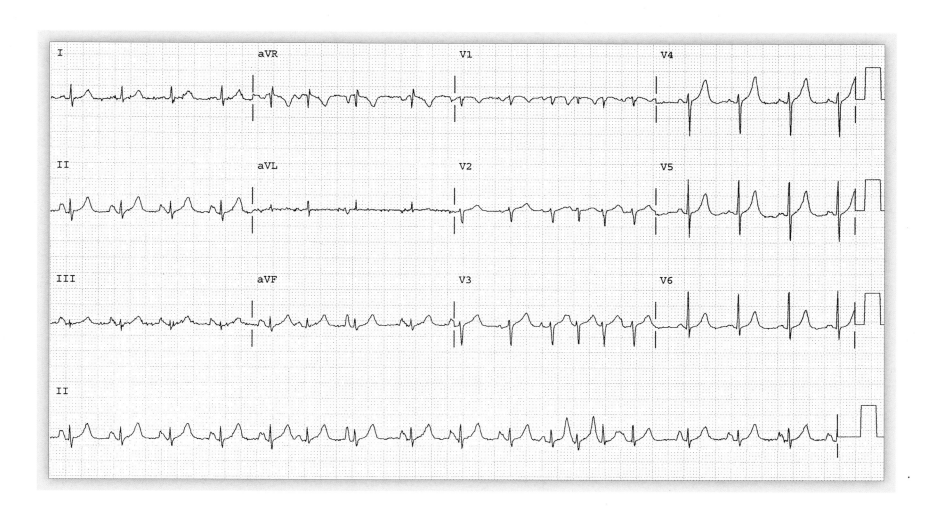

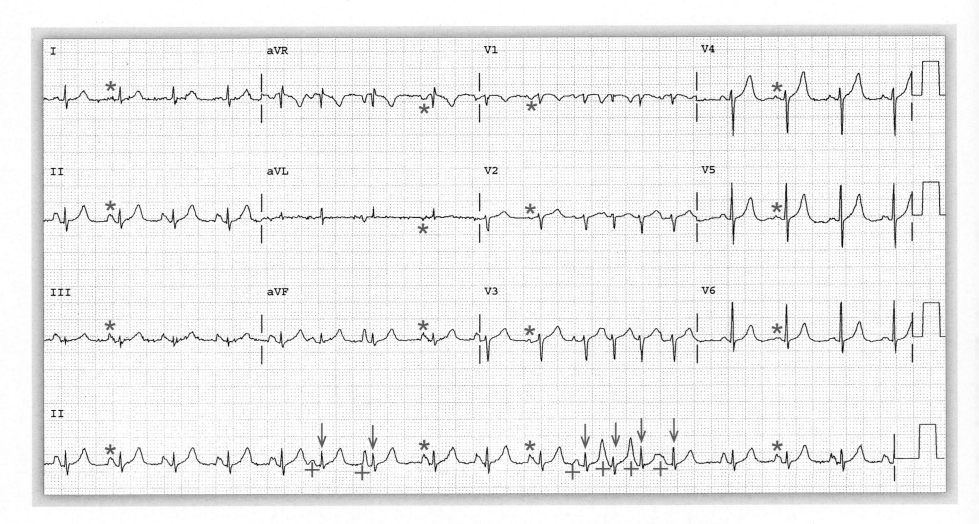

心电图 12 分析：**窦性心律，多源性房早，肢体导联低电压，顺钟向转位（R 波递增不良，延迟过渡）。**

起始节律规则,为 96 次 / 分,每个 QRS 波前均有 P 波(＊),PR 间期恒定(0.16s)。P 波在 I、II、aVF 和 V$_4$~V$_6$ 导联是正向的。因此这些是窦性波群。尽管如此,还有一些偶发的提前的 QRS 波(早发)(即第 6、7 和 11 到 14 的波群)。虽然可见 P 波(＋),然而这些 P 波形态各异,不同于窦性 P 波。因此,这些是多源性房性早搏。

另外,肢体导联低电压(在每个导联中 R 波振幅 <5mm),胸前区导联 R 波递增不良,并延迟过渡(在 V$_5$ 导联 R/S>1)。这是水平投影面电轴顺时针转向的结果,可以想象成从隔膜面看心脏。随着顺钟向的转位,左心室向量在胸前导联是向后转移的。

QRS 波群间期(0.08s)和形态是正常的。电轴正常,在 0°~ +90°(QRS 波群在 I 和 aVF 导联是正向的)。QT/QTc 间期是正常的(320/405ms)。

这个患者可能有慢性阻塞性肺疾病,由于过度通气导致心脏顺钟向转位。这也解释了 R 波递增不良和肢体导联的低电压的现象。另外,房性早搏在慢性阻塞性肺疾病中很常见。■

女性患者,53 岁,体检发现心动过缓。患者没有症状,合并有二尖瓣脱垂。心电图如下(心电图 13A)。

心电图 13A

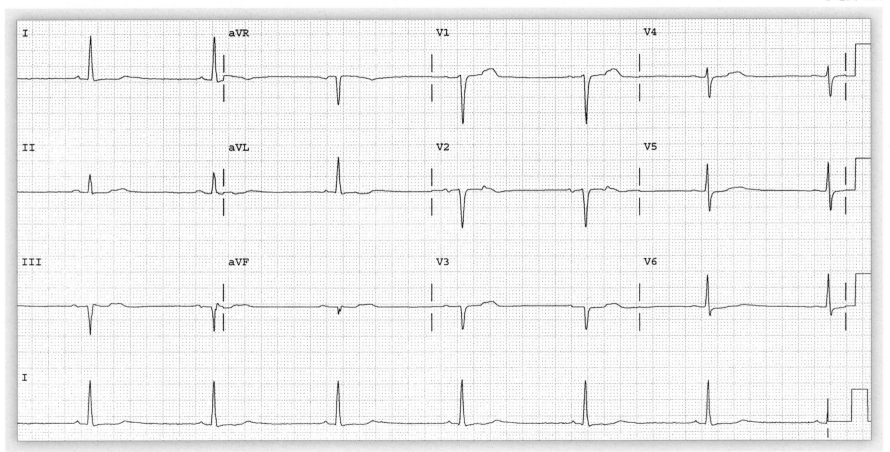

因为她有心动过缓,被引荐给一个心脏专家,并得了另一份心电图(13B)。 **她的心电图显示了什么?**

心电图 13B

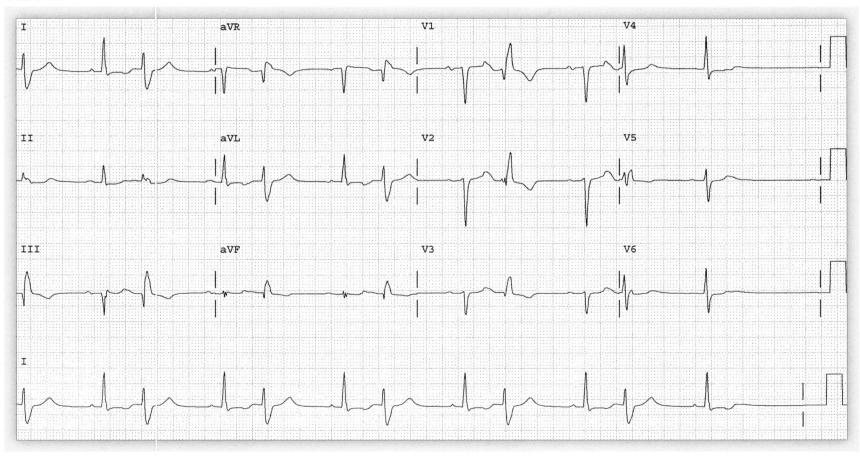

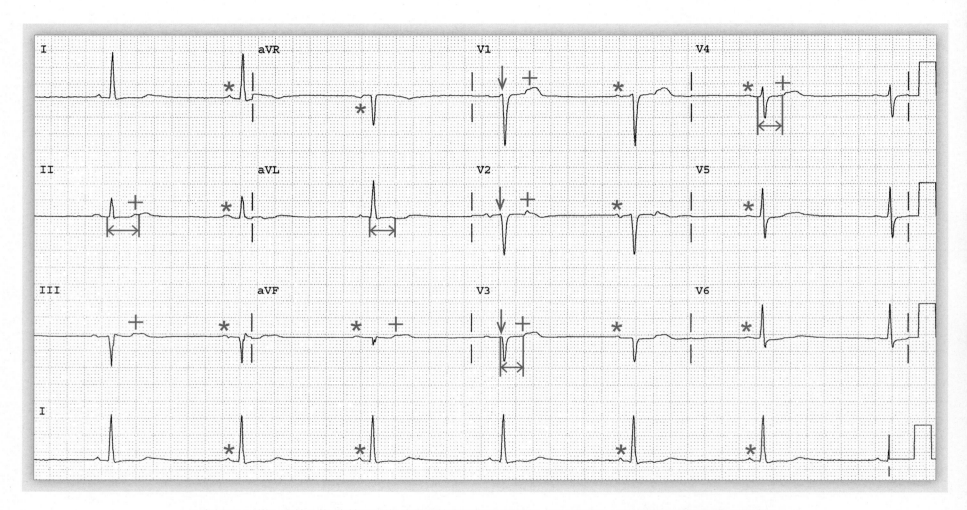

心电图 13A 分析:窦性心律,房性二联律,房性早搏未下传(二联律模式的未下传),电轴左偏,陈旧前间壁心肌梗死。

在心电图 13A 中,节律规则,心率 40 次 / 分。QRS 波群前均有 P 波(*),PR 间期恒定(0.18s)。P 波在 Ⅰ、Ⅱ、aVF 和 V₄~V₆ 导联正向。因此可以诊断窦性节律。在每个 T 波里有一个切迹,Ⅱ、Ⅲ、aVF 和 V₁~V₄ 导联更明显(+)。正常的 T 波有一个平滑的上升支和下降支。T 波上任何的折点或者切迹很可能是叠加的 P 波。这些提前的 P 波无法下传到心室,被称为阻滞的或未下传的房性早搏(PAC),因为每隔一个 P 波就有一个未下传房早,这是二联律模式。即在窦性 P 波和早发 P 波之间(↔)有一个固定的联律间期。因为未下传房早的存在,心电图表现为心率缓慢(40 次 / 分)。

QRS 间期(0.08s)是正常的,电轴是左偏的,在 0°~-30°（QRS 波在 Ⅰ 和 Ⅱ 导联是正向的,在 aVF 导联是负向的）;这是生理学的左偏电轴。QT/QTc 间期是正常的(440/360ms)。在 V₁~V₃（↓）导联没有 R 波,符合陈旧性前间壁心肌梗死。

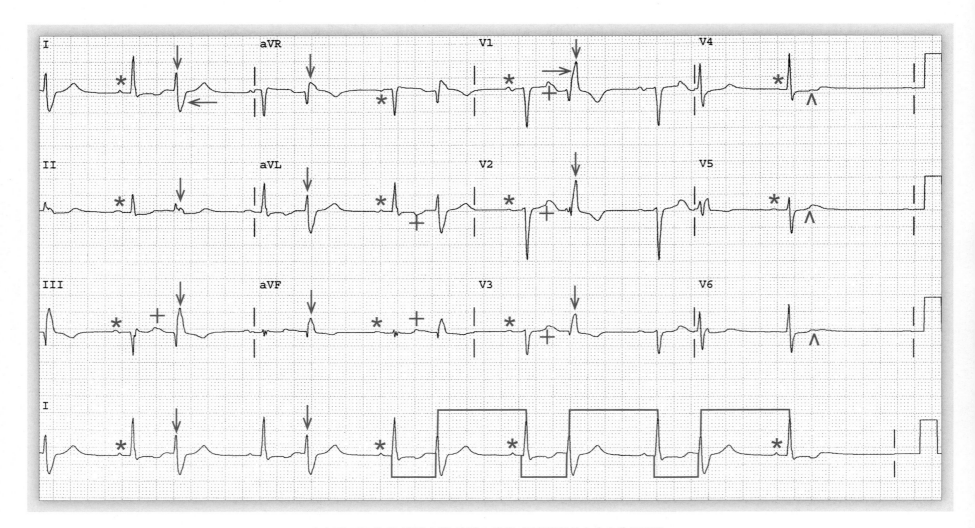

心电图 13B 分析:窦性心律,房性二联律,频率相关的右束支传导阻滞。

心电图 13B 显示一个规律的不规则节律,心率 48 次 / 分。这是组合模式跳动的,长（┌┐）和短（┌┐）RR 间期交替出现。每个窄的 QRS 波（它们有相同的间期、形态、电轴同心电图 13A 的 QRS 波群）前有一个 P 波,有一个恒定的 PR 间期（0.18s）。P 波在 I 、II 、aVF 和 V_4~V_6 导联是正向的,因此是窦性波。所有其他的 QRS 波群是提前出现的（↓）、宽的（0.16s）伴随 V_1 导联（→）一个右束支传导阻滞的形态 [RsR′ 和 I 导联宽 S 波（←）]。在每个宽的 QRS 波群前也有一个 P 波,这些 P 波提前出现,在 T 波中可以看到一个切迹（特别是在 V_1 和 V_3 导联）（+）,类似于心电图 13A T 波的切迹。窦性 P 波和早发 P 波的关系是恒定的;也就是说,它们是固定的成对关系,这些房早以二联律的方式出现。不同于心电图 13A 的未下传波群,房早引发了一个 QRS 波群（也就是说,这是房室传导）。提前的 QRS 波是一个右束支传导阻滞,它是心率相关的异常。在最后一个 QRS 波之后,提前的 P 波被再次阻滞,因此没有出现 QRS 波。

在临床中,阻滞或者没有下传的房早不需要治疗,除非它们与症状性心动过缓有关。在这个例子中,它们可能被 I A、I C 或者 III 抗心律失常药物抑制。同样的,传导的房早是常见的、良性的,不需要治疗,除非与严重的症状有关。■

男性患者,34 岁,因吸可卡因后出现胸痛到急诊科就诊。当他到达急诊科时,胸痛已经完全缓解,心电图如下(14A)。两个小时后做了第二份心电图(心电图 14B)。

心电图 14A

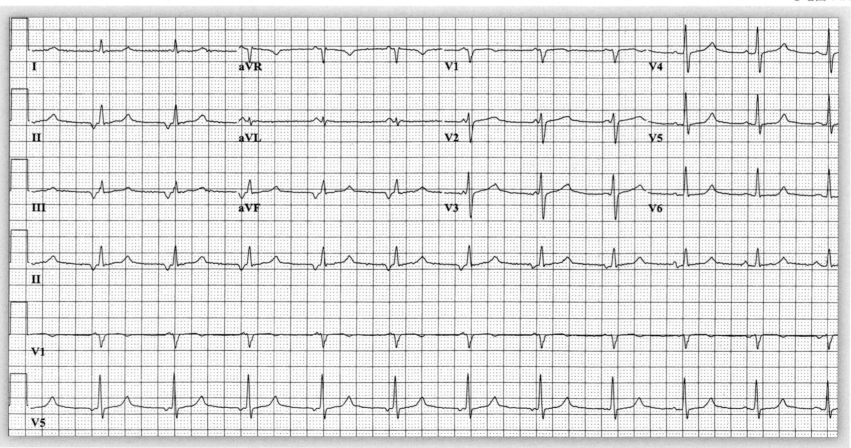

心电图 14A 有无异常?
可能的原因是什么?
心电图 14B 显示了什么?

心电图 14B

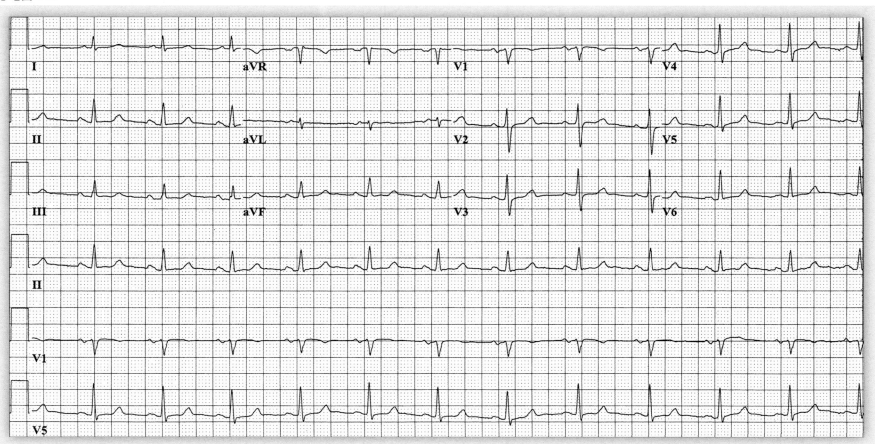

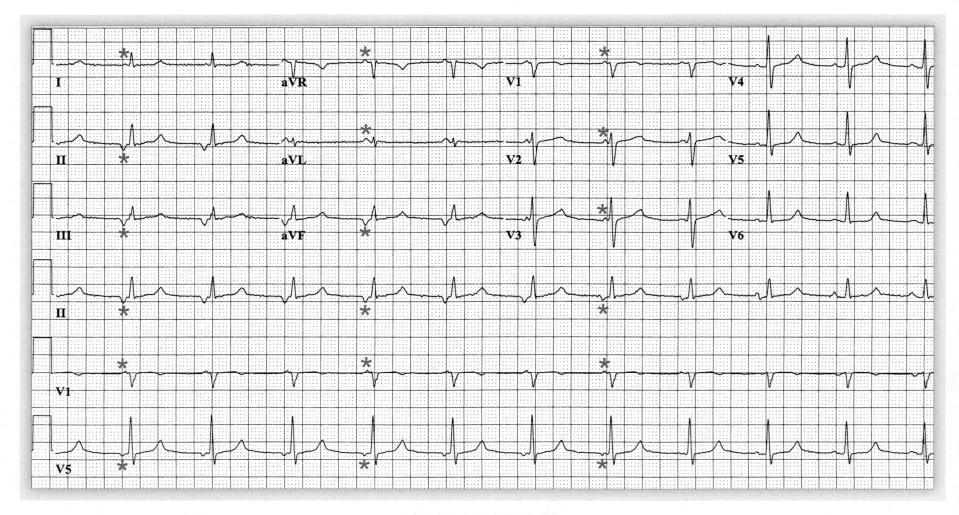

心电图 14A 分析：**房性异位节律。**

心电图 14A 节律规则,心率 66 次 / 分。在每个 QRS 波群前均存在 P 波,且 PR 间期恒定(0.12s)。尽管如此,P 波在 Ⅱ 和 aVF 导联是负向的,因此,它不是窦性 P 波和窦性节律。它是异位房性触发点,因此这是一个房性节律与短 的 PR 间 期 相 关 联。QRS 波 间 期(0.08s)与 形 态 正 常。电轴正常,在 0°～+90°(QRS 波 在 Ⅰ 和 aVF 导 联 是 正 向 的),QT/QTc 间 期 正 常(400/420ms)。

异常房性节律是指在每个 QRS 波群前存在统一的显著差异的 P 波。然而,P 波不同于窦性节律(它是倒置的或者双向的)。PR 间期是恒定的,与窦性心律比较也可能相同,也可能不同。QRS 间期规律。

当心房肌层的异位节律点变得活跃并产生一个比窦房结还快的动作电位,异位房性节律就出现了。这是交感神经系统输出增加或者药物增加交感神经兴奋(例如咖啡、可卡因)。本病例中,异位房性节律可能是因为使用可卡因而诱发。或者说,窦房结的自律性被抑制,异位房性节律点变得相对明显。

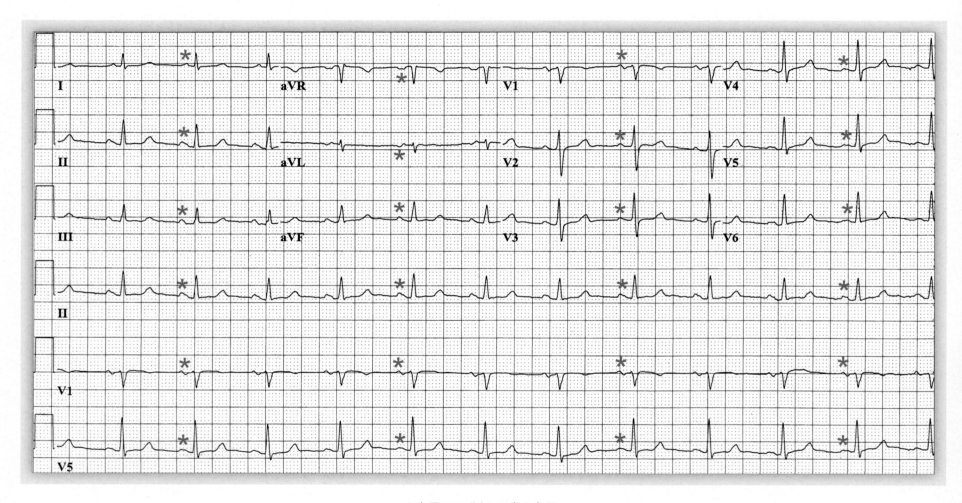

心电图 14B 分析:正常心电图。

心电图 14B 节律规整，心率 72 次 / 分。QRS 波群前均存在 P 波（*），PR 间期恒定（0.16s）。QRS 间期及波形、电轴和 QT/QTc 间期与心电图 14A 相同。P 波在 I、II、aVF 和 $V_4 \sim V_6$ 导联是正向的。因此，这是正常的窦性波群。

比起心电图 14A，心率轻微增快。因此，异位节律点仍具有自发的电活动的能力，但是现在被更快的窦性心率所抑制。■

女性患者,34 岁,以心悸 24 小时收入急诊科。心悸呈持续性,伴进行性乏力,无晕厥或晕厥前期表现。急诊医生给予静脉注入 β 受体阻滞剂,既往无缺血性心肌病表现,心电图示(图 15A)。大约 10 分钟后患者症状缓解,心电图示(图 15B)。

心电图 15A

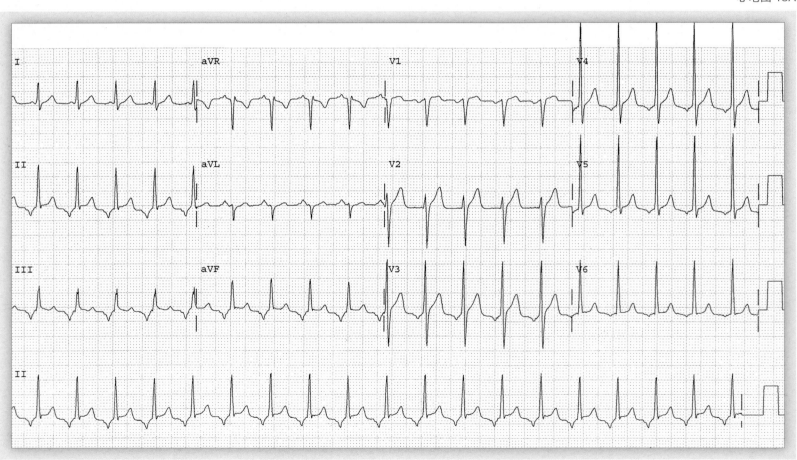

心电图（15A）诊断是什么？
此类疾病临床特征是什么？
心电图（15B）诊断是什么？

心电图 15B

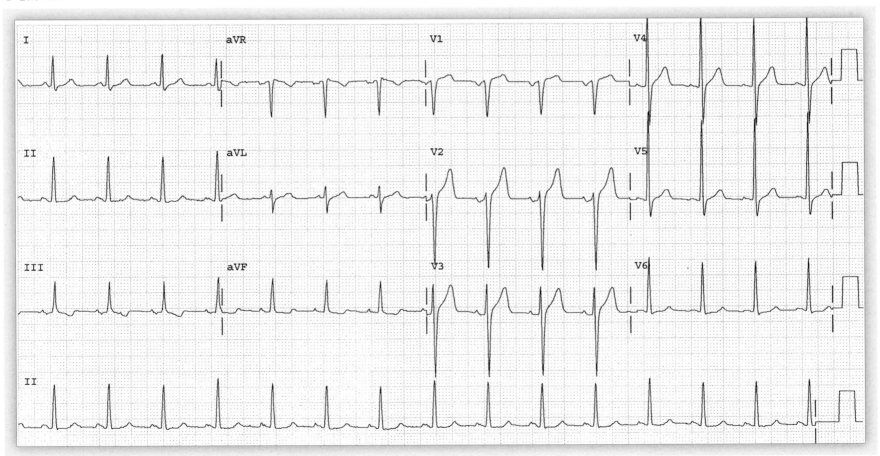

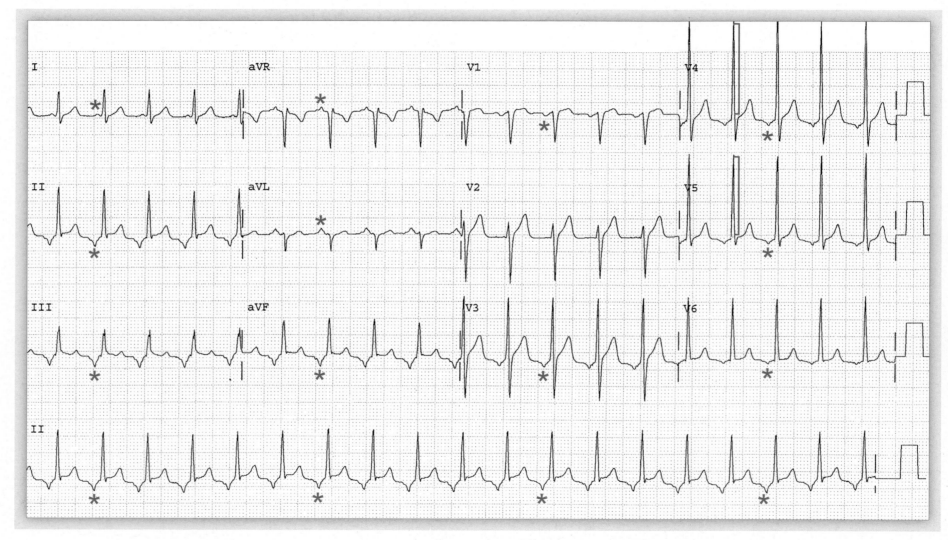

心电图 15A 分析：**房速，左室高电压。**

在心电图（15A）示：节律规整，126 次 / 分。QRS 波前均有 P 波出现，PR 间期 0.14s。Ⅱ、aVF、V$_3$~V$_6$ 导联 P 波倒置。因此，起搏信号起源于异位心房，而不是窦房结，可以明确诊断为房速。

QRS 间期 0.08s，形态正常。QT/QTc 正常（280/400ms）。V$_4$~V$_5$ 导联 QRS 幅度 28mm，持续左室高电压。电轴正常，0°~ +90°（Ⅰ、aVF 导联 QRS 呈正向）。

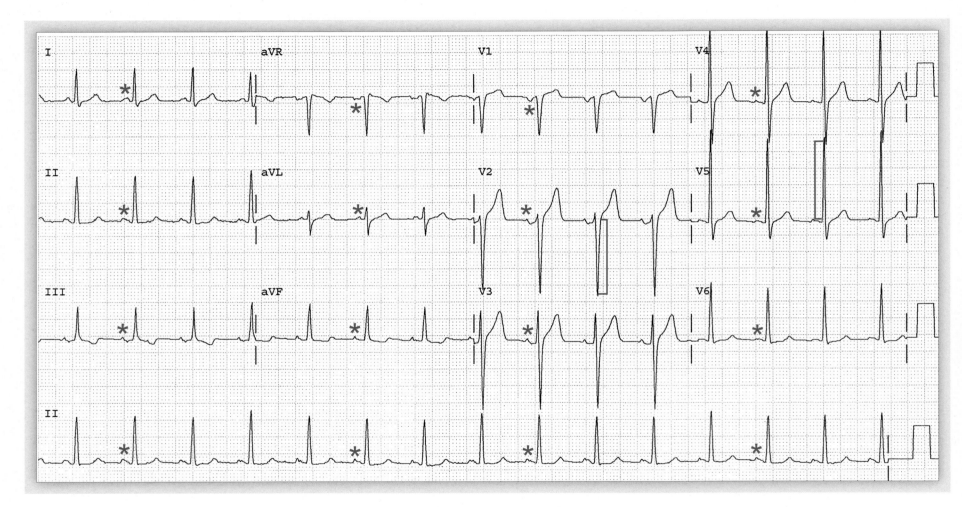

心电图 15B 分析:正常窦性心律,左室高电压。

心电图（15B）和（15A）中 QRS 间期、形态及电轴均相同。心电图（15B）示：节律正常，心率 90 次 / 分，QT/QTc 间期正常（320/390s）。QRS 波前均有 P 波，且 PR 间期固定（0.16s）。Ⅰ、Ⅱ、aVF、V$_4$~V$_6$ 导联 P 波正向，因此起搏信号起源于窦房结，是正常的窦性节律。QRS 间期及形态正常。V$_2$ 导联 S 波和 V$_5$ 导联 R 波幅度为 45mm，提示左室高电压。

在很多情况下，房速是由于异位心房区域发放快速冲动所导致的，其机制与异位房性节律相同，区别是节律较快（>100 次 / 分）。其他较少见的房速发生机制包括小的或者微小的折返环参与。如果房速的机制与异位心房区域发放快速冲动有关，那么房速的发作可能是由于交感神经的兴奋或者是儿茶酚胺的增加所导致。这个病例恰恰证明了这一点，因为给予 β 受体阻滞剂后，患者的房速得到有效的终止。房速发生可能是心房本身扩大的结果（如发生在心衰时），导致房速的原因还包括药物因素（可卡因或者交感神经兴奋的药物）、心肌缺血、肺功能失代偿、感染或者乙醇过量。地高辛也可引发房速，原因可能是触发活动所致，同时低钾血症和组织缺氧可能会引起微小折返环形成。■

男性患者,42岁,活动后呼吸困难伴水肿,进行性加重。心脏超声提示:左室显著增大,左室射血分数38%,无室壁节段性运动异常。心电图提示持续心动过速,如下。

心电图诊断是什么?
患者心肌病的病因是什么?

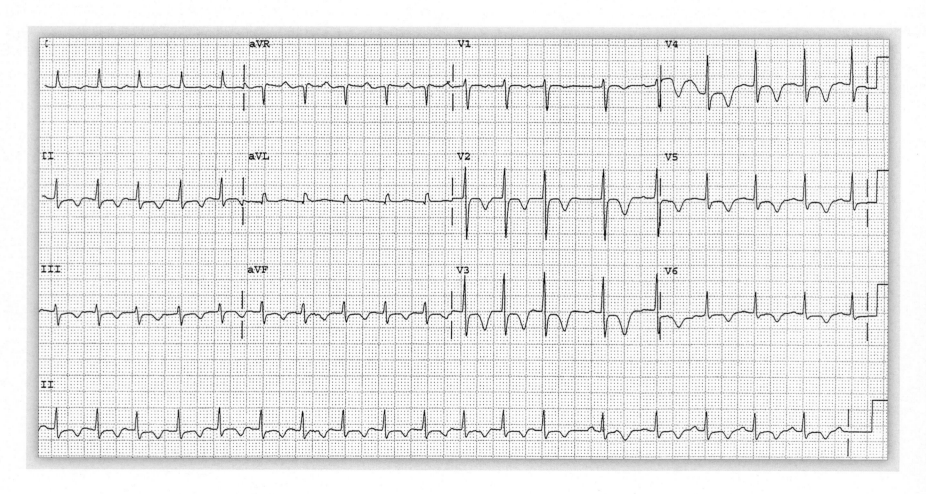

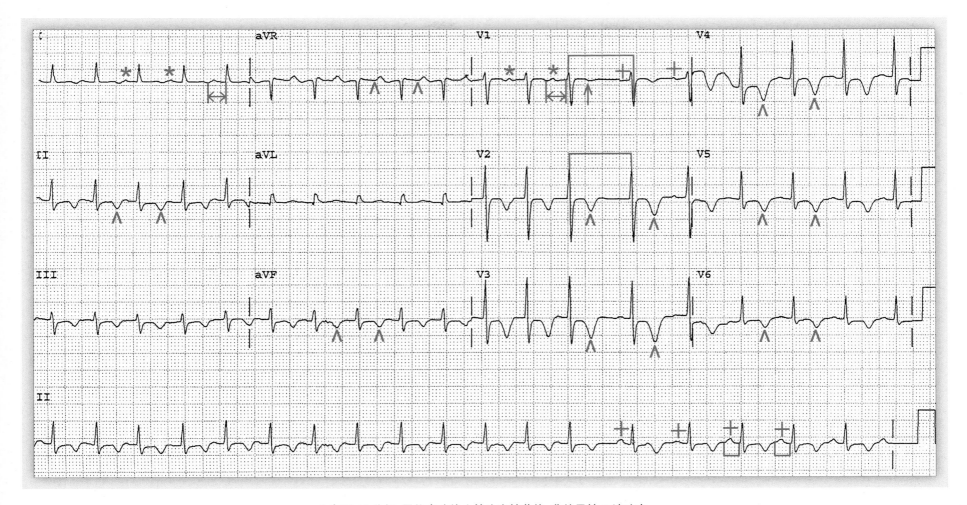

心电图 16 分析：异位房速终止转为窦性节律，非特异性 T 波改变。

心电图前半部分是窄 QRS 波心动过速,心率 130 次 / 分。多数导联中没有明显的 P 波,只有在 I、V₁ 导联中可以看到 P 波(*)。P 波在 V₁ 导联中非常明显,另外从 I 导联中的 PR 间期可以发现存在明显的 P 波,此导联中存在一个长 RP 心动过速(RP 间期长于 PR 间期)。PR 间期(↔)是固定的 0.20ms,RP 间期为 0.28ms。在 V₁ 导联中出现一个缓慢节律,为 100 次 / 分(⌐),QRS 波前均有 P 波(+),PR 间期固定(0.16s)。需要注意的是 V₁ 导联中,缓慢节律之前的 P 波和其他停搏之前的 P 波来源于不同的起搏点。另外,节律较快的 PR 间期(0.20ms)长于节律较慢的 PR 间期(0.16ms),这避免了窦性心动过速的产生,因为窦性心动过速的产生是由于交感神经的兴奋所致,这进一步引起房室结传导速度增加进而引起 PR 间期缩短。当心率增快时 PR 间期延长,这意味着不可能为窦性心动过速。而心率增快时 PR 间期延长在病因上更考虑为房速。因此,起初的心律失常是房速,突然终止转换为窦性节律(⌐),这份心电图中偶然记录了心律失常的终止。应该强调的是心律失常因心房激动的缺失而终止(↑),提示心房激动是突然终止的。这是房性心律失常终止的方式,产生的节律为异位房性心动过速。

QRS 波间期及形态正常。电轴正常,0°～+90°（ I、aVF 导联 QRS 波正向）。QT/QTc 间期正常（320/410ms）。T 波地平,T 波倒置没有临床意义。如果房速长时间不治疗(数周至数个月)可能会导致心动过速性心肌病。治疗策略包括 I A、I C、Ⅲ 类抗心律失常药物或者射频消融术。■

66 岁女性患者,因急性呼吸困难、胸痛入院,症状发生在搭乘国际航班后,既往有心肌梗死病史。发现其有肺栓塞并进行抗凝治疗。入院第 3 天出现心律不齐。心电图如下。

心电图诊断是什么?
患者的病因是什么?
有无治疗的必要?

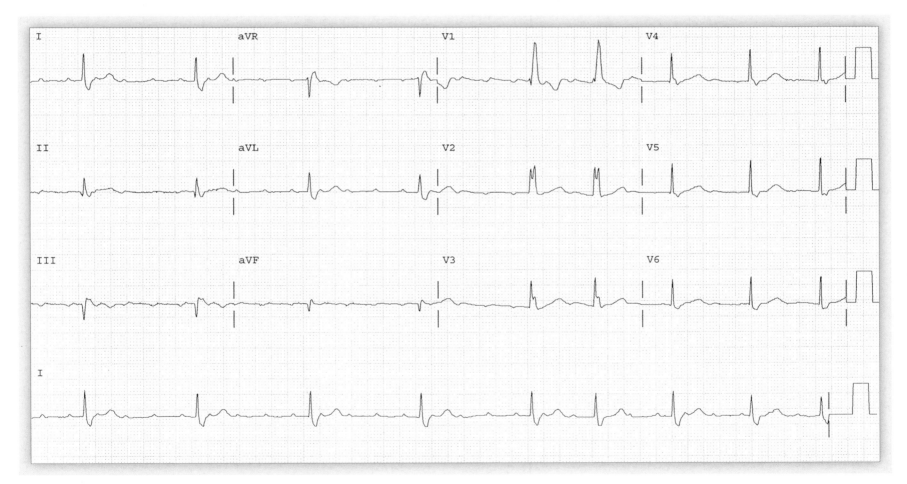

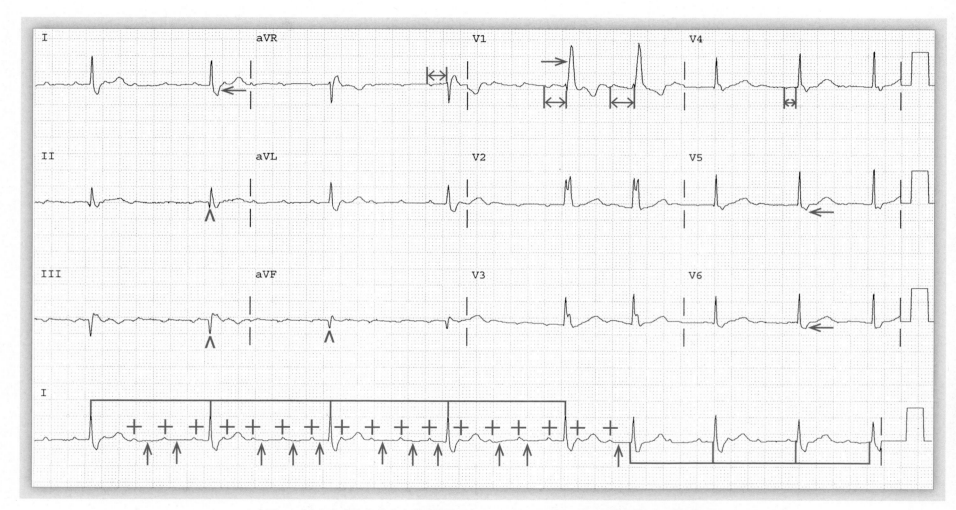

心电图 17 分析：**房速伴多种房室传导阻滞，陈旧型下壁心肌梗死，右束支传导阻滞，电轴左偏。**

尽管节律不规则，但是其中又有规律性：所有长 RR 间期（ ⌐ ）及中间长度的 RR 间期（ ⌐ ）均相同。心房节律为 180 次 / 分，而心室节律为 56 次 / 分。可以看到明显的 P 波（+），而且 P 波之间有等压线。在 Ⅱ、aVF 和 V₄~V₆ 导联 P 波倒置，可以诊断为房速。引起房速的因素很多，包括急性肺部疾病。这个病例中，考虑肺栓塞引发房速。

此病例有多种房室传导。起初为 4∶1 房室传导，接着为 2∶1 房室传导，最后为 3∶1 房室传导。由于传导 PR 间期（↔）是多变的。一些心房冲动传导通过房室结进而形成 QRS 波。其他的冲动不能通过房室结传导（引起房室传导阻滞），也有的冲动能够通过房室结发生隐匿型传导，改变了房室结的不应期（部分去极化引起房室结不应期延长），隐匿型传导又由于随后的心房除极而改变传导速度，继而使得传导速度更慢。QRS 间期延长，QRS 为右束支传导

阻滞的形态改变［V₁（→）导联呈 RSR′，Ⅰ、V₅~V₆ 导联（←）呈宽 S 波］。该心电图为右束支传导阻滞，可能是由肺栓塞引起的，因为肺栓塞使得右心室压力负荷过重引起右束支传导阻滞，但是这需要与先前心电图对比才能确定。心电图电轴左偏，在 0°～-30°（Ⅰ、Ⅱ 导联 QRS 波正向，aVF 导联负向），属于生理性电轴左偏。心电图提示：电轴左偏，Ⅱ、Ⅲ、aVF 导联 Q 波（∧），陈旧性下壁心肌梗死，QTc/QTc 间期正常（520/500ms 或者矫正后为 440/430ms）。

治疗房速的方法是减慢心室率，但是这个病例为高度房室传导阻滞而且心室率偏慢，因此不需要急诊处理。如果干预肺栓塞引起的急性改变后房速仍持续存在，那么需要长期药物治疗，包括 ⅠA、ⅠC、Ⅲ 抗心律失常药物，或者选择射频消融术进行根治。■

男性患者，74 岁，大面积急性颅内出血后行开颅手术，术后收入神经外科重症监护病房。心电图提示：心律不齐。

心电图提示什么?
T 波异常最可能的原因是什么?
如何进行治疗?

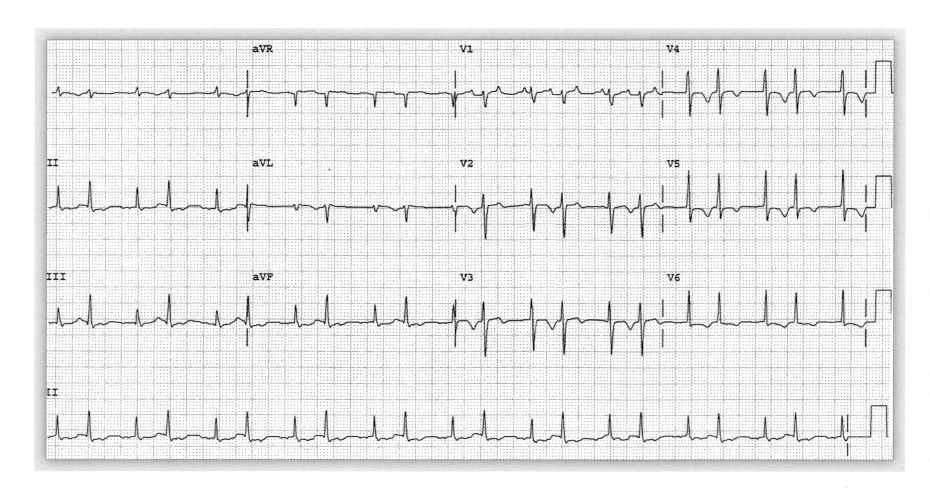

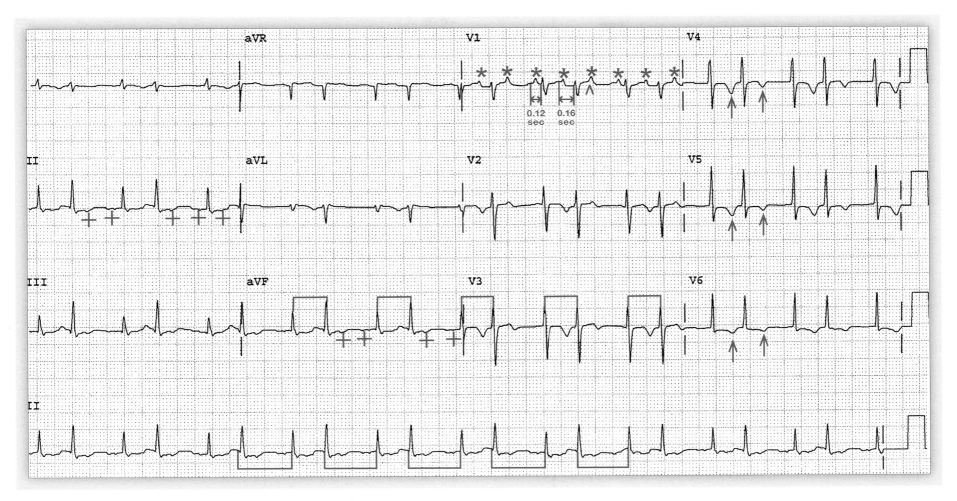

心电图 18 分析:房速 3：2 文氏阻滞,广泛导联 T 波倒置。

尽管节律不规则,但是长 RR 间期(⌣)和短 RR 间期(⌐)重复出现(成组出现)。平均心室率为 126 次 / 分。在 V₁ 导联(*)心房节律规则,且 P 波形态规律,心房节律为 190 次 / 分。除了 Ⅱ、aVF(+)导联 P 波倒置,其他导联 P 波低平。心电图诊断为房速。第一组 QRS 综合波伴有一个 0.12s 的短的 PR 间期(↔),第二个 QRS 波长伴有一个 0.16ms 长的 PR 间期(↔),随后存在一个未下传的 P 波(▲),这是一个 3：2 文氏阻滞。

心电图提示：QRS 间期(0.08ms)及形态相同。电轴正常,在 0°～+90°(在 Ⅰ、aVF 导联中 QRS 波为正向),QT/QTc 间期正常(280/410ms)。

这个病例中,广泛导联 T 波倒置没有临床意义,或许是由于颅内出血所致。房速的治疗是主要是减慢心室率。本病例中患者心室率偏快,因此房室结阻滞的药物(β 受体阻滞剂及钙通道阻滞剂或者地高辛片)能够进一步减慢心室率。如果干预急性神经系统的问题之后房速仍持续存在,那么就需要长期的药物治疗,包括 ⅠA、ⅠC 或者 Ⅲ类抗心律失常药物或者是射频消融术。∎

70 岁男性患者,因进行性加重咳嗽就诊,既往有严重的慢性阻塞性肺部疾病。护士测量脉搏发现心律不齐。心电图如下。

心电图提示什么?
哪些治疗是必要的?

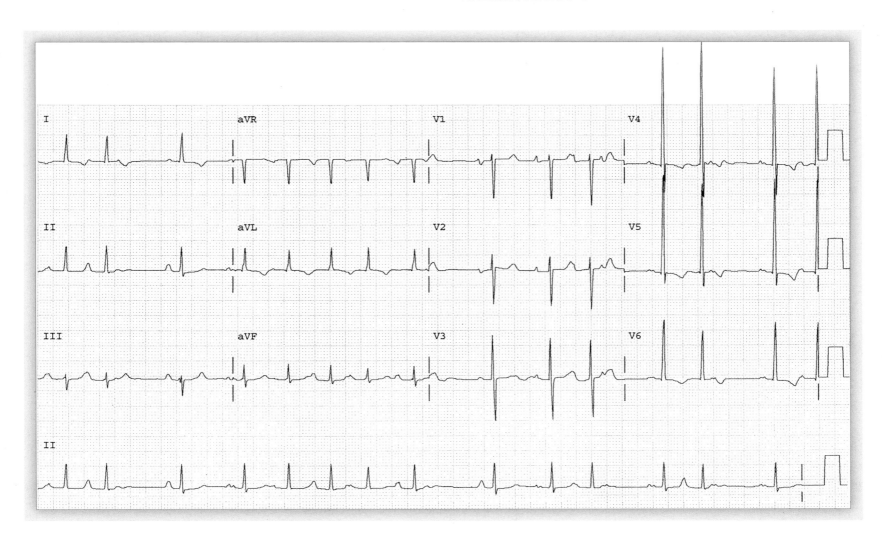

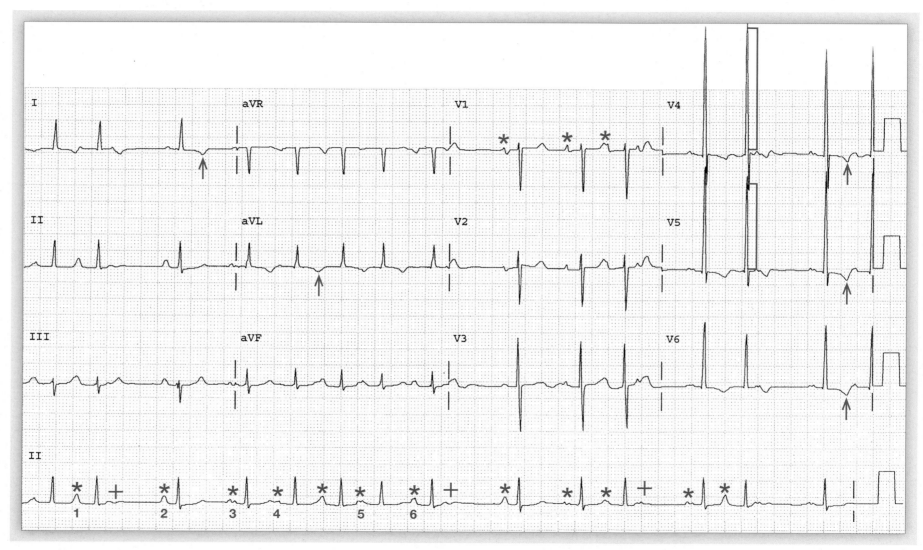

心电图 19 分析:**游走性心房心律(多个部位心房节律)**,左室高电压,ST-T 改变。

心电图节律不规则,平均心率为 90 次 / 分。每一个 QRS 波前均有 P 波(*);一些 QRS 波之后的 P 波不传导(+)。此心电图上有三种以上的 P 波形态(1~6)和 PR 间期,且没有一种 P 波形态是占主要地位的,称之为游走性心房心律或者多源性异位房速。这种类型的房速常见于慢性肺部疾病的患者,心室率 >100 次 / 分时称为多源性异位房速。这属于三种不规律室上性心动过速的一种类型,另两种室上性心动过速分别为房颤和窦性心律不齐。

QRS 间期规律(0.08s),电轴正常,0°～+90°(Ⅰ、aVF 导联 QRS 波正向)。QT/QTc 间期正常(360/440ms)。V$_4$~V$_5$ 导联 QRS 波振幅很高(30mm)(]),左室高电压。Ⅰ、aVL、V$_4$~V$_6$ 导联 ST-T 改变(↑)和心肌增生、肥大有关;这些改变是由于慢性心内膜下缺血所致。

游走性心房心律(节律 <100 次 / 分)和多源性异位房速(节律 >100 次 / 分)的诊断是通过 QRS 波前存在显著的 P 波和三种以上不同形态的 P 波,没有任何一种 P 波形态是占主要的。由于 PR 间期不同,因此 PP 和 RR 间期不规律。很多情况下,这种心律失常和肺部疾病相关,尤其出现失代偿性呼吸困难时。游走性心房心律和多源性异位房速可以出现在冠心病、瓣膜病、高血压和其他的心脏疾病,出现心力衰竭、肺淤血或者隐匿性肺部疾病时更容易出现。当肺部疾病和心脏病治愈后,心律失常具有自限性。有时这些心律失常或许会发展为房颤。P 波形态和 PR 间期多样提示冲动起源于不同心房区域。总之,对心律失常本身而言,治疗不是必要的。如果心室率偏快,可使用 CCB 制剂通过抑制房室结来降低心室率。如果有潜在的肺部疾病,β 受体阻滞剂通常为禁忌证,尤其是存在哮喘时。研究表明,存在低钾低镁血症时,钾离子和镁离子有助于心律失常的恢复。■

60 岁男性患者,因意识模糊、嗜睡入院,既往有肌萎缩病史,呼吸浅快。动脉血气分析示:pH 7.18, PCO_2 84mmHg。行气管插管,心电图如下。

心电图提示什么?
是否需要治疗?

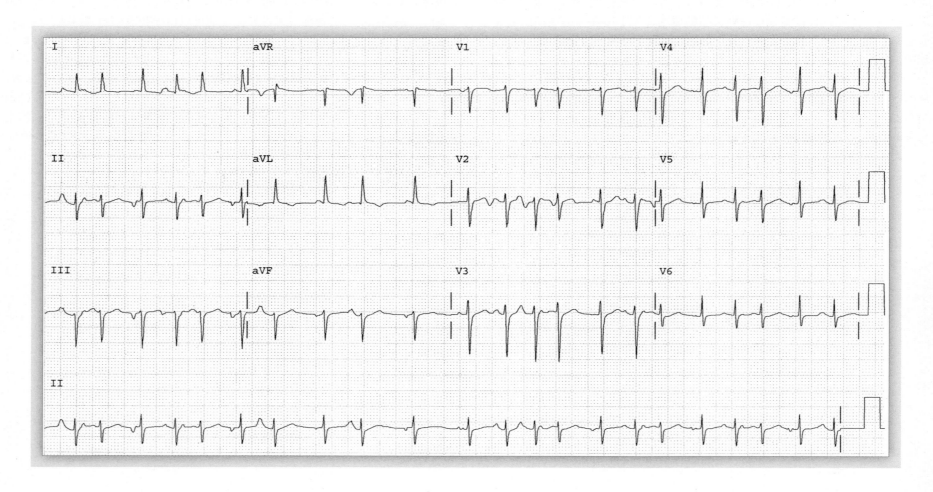

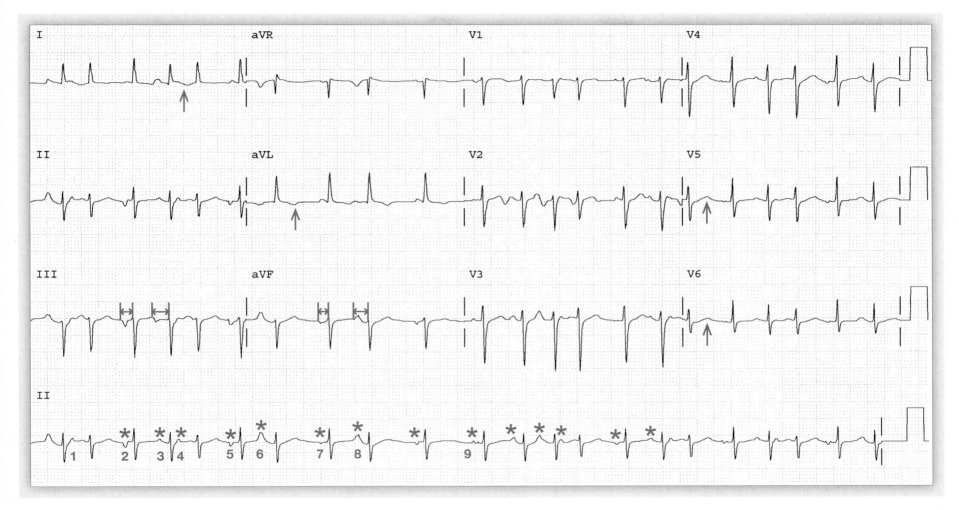

心电图 20 分析：多源性房速，左前分支阻滞，非特异性的 ST-T 改变。

节律不规则,平均为132次/分。QRS波前均有P波(∗),但是P波形态多样[(三种或三种以上的P波形态(1~6),没有任何一种形态的P波占主要]。PR间期(↔)不连续。因此,诊断为多源性房速。QRS波形态和间期正常(0.08ms)。电轴明显左偏,-30°～-90°(Ⅰ导联QRS波正向,Ⅱ、aVF导联QRS波负向,呈rS型),此心电图为左前分支阻滞,QT/QTc间期正常(280/420ms),广泛导联ST-T改变。

多源性房速,在很多情况下都可以发生,如慢性充血性心力衰竭、肺淤血或者潜在的肺部疾病。如感染的患者其肺动脉毛细血管楔压和舒张末期肺动脉压增高,而且心脏指数低于正常值。另外还有其他因素也会诱发此类心律失常,包括自主神经功能失调、高碳酸血症和酸中毒。本病例中患者房速的治疗涉及潜在的临床问题的治疗,如果心室率较快且和临床症状相关,那么可以通过房室结阻滞的药物来控制心室率(包括的药物有地高辛、CCB制剂、β受体阻滞剂)。■

26 岁男性患者,因突发心悸和头晕入急诊科,在家自行沙丁胺醇喷雾治疗,既往有哮喘病史。无其他既往病史。检查发现心率约 300 次／分,血压:108/74mmHg。患者轻度焦虑、呼吸急促。脉搏偏快但规则。心肺功能相关检查正常。心电图如 21A。服用一片 β 受体阻滞剂后心率减慢(心电图 21B)。

此心电图和患者既往心电图比较(21C)。

心电图 21A

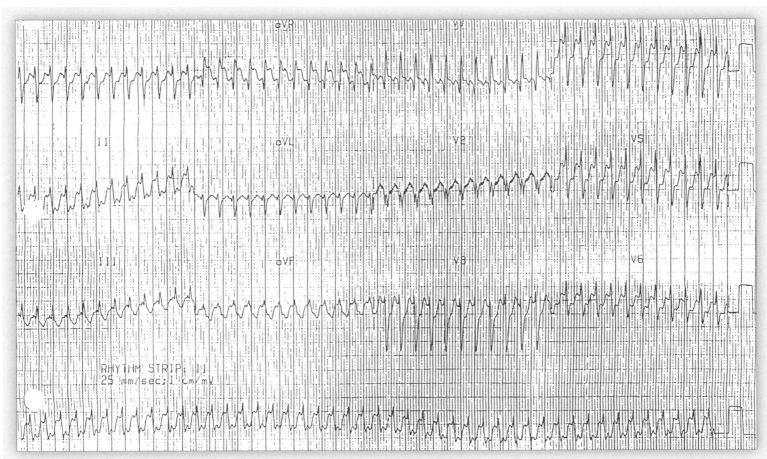

心电图 21B

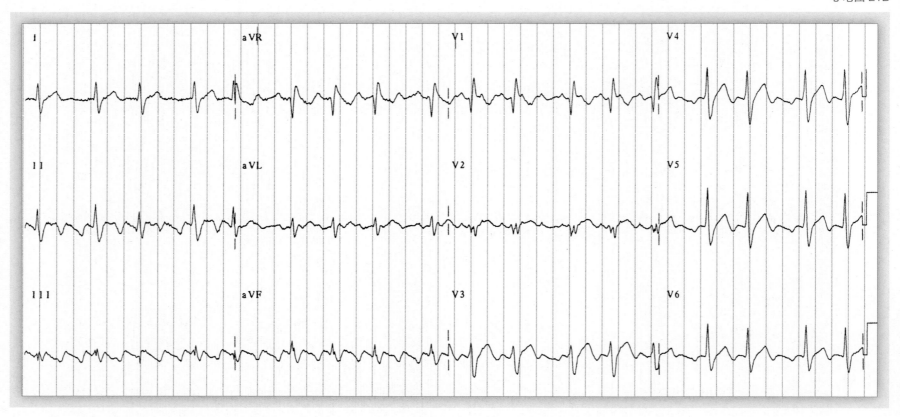

这个患者的诊断是什么?
下一步的临床治疗策略?

心电图 21C

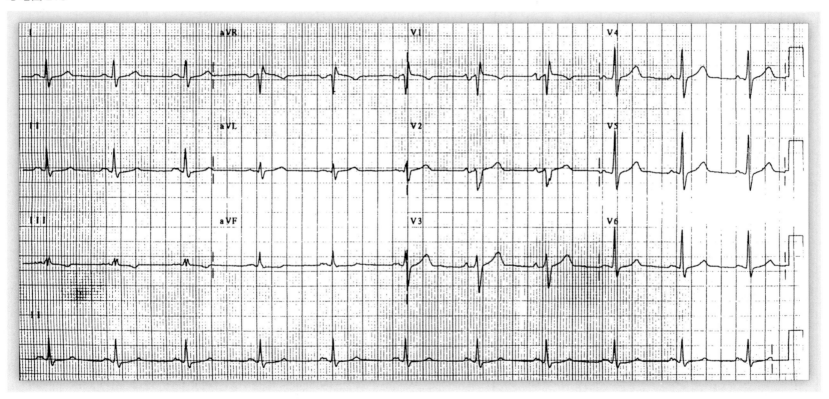

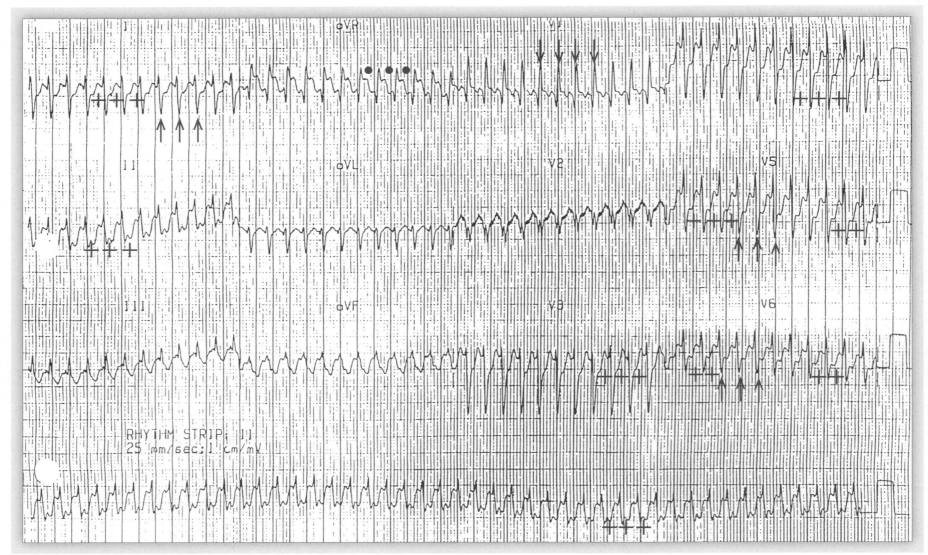

心电图 21A 分析：1∶1 房扑，室内传导延迟至右室（V₁ 导联呈 R′）。

心电图 21A 示：节律规则，节律为 300 次 / 分。QRS 波间期正常（0.10ms）。这份心电图为室上性节律。出现 >260 次 / 分的规律房性节律的唯一室上性心律失常是房扑。如果心室率为 300 次 / 分，这种房扑为 1：1 房室传导。

V_1 导联（↓）呈 RSR′，I 和 V_5~V_6 导联呈 S 波（↑）；这提示右室传导延迟，这也称为不完全性右束支传导阻滞（因为 QRS 间期 <0.12s）。但是，通过浦肯野纤维和束支传导只能是有或者无，不会是一部分或者不完全。相反，实际上不完全传导通过浦肯野纤维是普遍减慢的（室内传导延迟到右室）。

广泛导联 ST 段低平（+）[aVR 导联（●）ST 段抬高，实际是 ST 段压低]。节律为 300 次 / 分时，虽然可能是因缺血引起的 ST 段压低，但 ST 段压低更可能是扑动波。

当心房节律为 260~320 次 / 分时，诊断为房扑（称为 I 型或典型房扑）。如果这些节律不刺激房室结就不能传导每一个冲动。多数情况下，房室结的传导呈递减性，也就是说，增加心房节律和加快去极化刺激的频率由于其不应期的进行性增加，能够进行性减慢冲动通过房室结的传导速率，这是快速心房节律时心脏传导阻滞的结果。通常情况下，心房节律是 QRS 的节律的整数倍（2：1、3：1、4：1 等）。多数情况下存在文氏阻滞，多为 3：2 传导。少数情况下，房率和室率呈 1：1 关系（房扑为 1：1 传导）。这种情况见于交感神经兴奋使得房室结传导增加或者血儿茶酚胺的增加。这是房室结不应期缩短及房室结传导速率增快的结果。这种情况常见于运动、甲亢、感染及交感神经兴奋的药物及心力衰竭。也更常见于房室正常的年轻人。

如果患者血流动力学稳定，诊断和治疗的目的是减慢房室结传导速率。像腺苷等短效的房室结阻滞的药物用于急性患者，能够快速起效。由于腺苷的半衰期仅有数秒，因此没有足够的时间做心电图去发现潜在的房性心律失常（揭示心房波）从而进行诊断。长效作用于房室结药物（如静脉 β 受体阻滞剂或 CCB 制剂）有较长时间的临床效果，如果出现血流动力学紊乱，需行紧急电复律。

如果病情稳定，对年轻患者房扑病因的研究很有必要。在门诊患者中，房扑常见的病因有甲亢、心包疾病、肺栓塞、二尖瓣疾病及病态窦房结综合征；房扑也可能为特发的疾病。

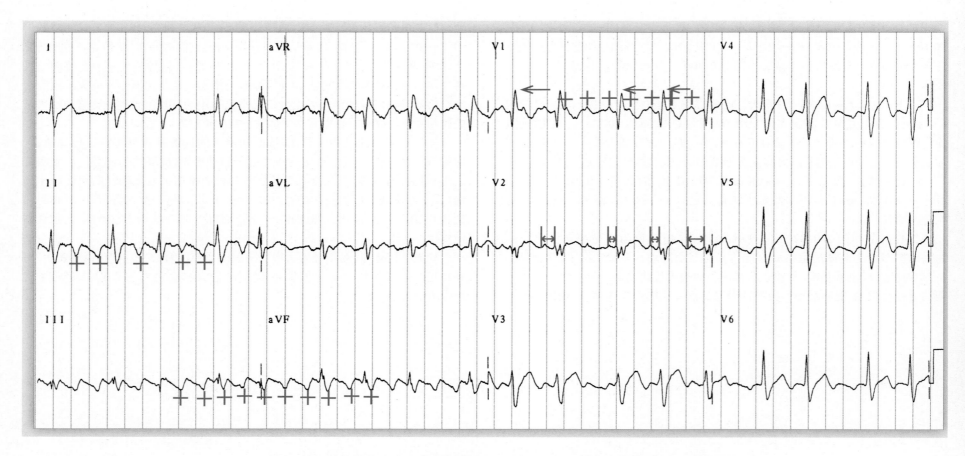

心电图 21B 分析：**房扑伴多种房室传导（多变的房室传导阻滞），心室内传导延迟至右心室（V₁ 导联呈 R′ ）。**

心电图 21B 为应用 β 受体阻滞剂之后获得的心电图,提示心律减慢至 108 次 / 分。然而,节律不规则,这种不规则是房室传导变化的结果,因此是规律的不规律。房扑波规律,频率 300 次 / 分,心电图诊断为房扑伴多变的房室传导阻滞或者房室传导。

QRS 间期正常(0.10s),在 V₁ 导联呈 RSR′,提示右室内传导延迟(←)。QT/QTc 间期正常(320/430ms)。但是不存在 ST 段压低,这证明 ST 段压低是附加的房扑波的结果,而不是由于缺血所引起的。

典型房扑的心房率为 260~320 次 / 分。扑动波形态、振幅、间期一致(Ⅱ、Ⅲ、aVF 导联正向或者负向)。由于持续存在扑动波,因此扑动波之间没有等电位线,像一排牙齿。抗心律失常的药物或者心房疾病可以使扑动波的节律 <260 次 / 分,但是心房波仍为典型扑动波的形态。

房室阻滞周期性出现(如 2∶1、3∶1、4∶1 等)时的 QRS 间期规则。但阴滞比例多变或文氏传导时,心电图的节律可能是有规律的不规则。RR 间期与潜在的心房率相关,因此节律为有规律的不规则。另外,因为房室结隐匿性前传功能使扑动波与 QRS 波(↔)的关系不固定,RR 间期可能有轻微的不规则。这时,部分心房冲动通过房室结传导激动心室,部分冲动在房室结内被阻滞,还有部分冲动不完全通过并在房室结内发生去极化(即在房室结内发生隐匿性传导)。但是,房室结发生部分去极化进入不应期可以导致下一冲动在房室结的传导减慢。

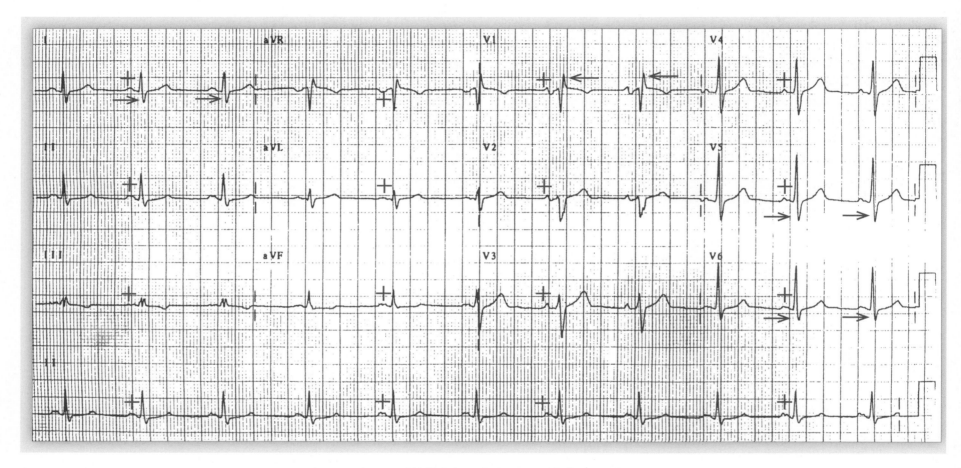

心电图 21C 分析：正常窦性节律，室内传导延迟至右室（ V₁ 导联呈 R′ ）。

心电图 21C 提示：节律规则，心率 66 次 / 分。QRS 波前均有 P 波（+）（形态正常）。Ⅰ、Ⅱ、aVF 和 V$_4$~V$_6$ 导联中 P 波正向。心电图为正常窦性节律。QRS 间期正常（0.10s），V$_1$ 导联（←）呈 RSR′，Ⅰ、V$_5$~V$_6$（→）导联存在显著的 S 波，这是右室内传导延迟所致。心电图 21A 和 21B 中 QRS 波形态相似。QT/QTc 间期正常（400/420ms）。■

女性患者,52 岁,主诉自觉心悸一天。持续性发作不间断,无胸痛、呼吸困难,不伴汗出,否认其他特殊不适症状。否认近期服用药物或兴奋剂,既往高血压病史多年,未规律治疗。体格检查:脉搏快而规整,血压 168/94mmHg,颈静脉压正常;双肺呼吸音清,心前区无异常搏动,听诊无杂音及摩擦音。心电图如下。

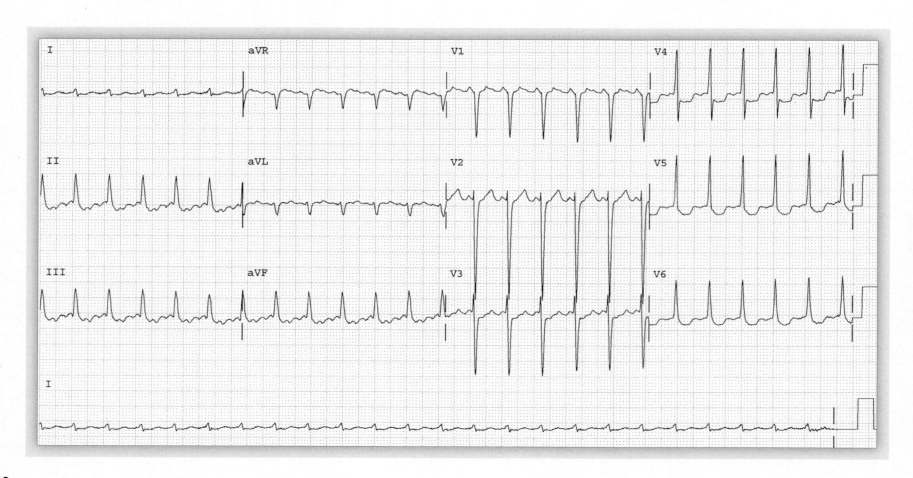

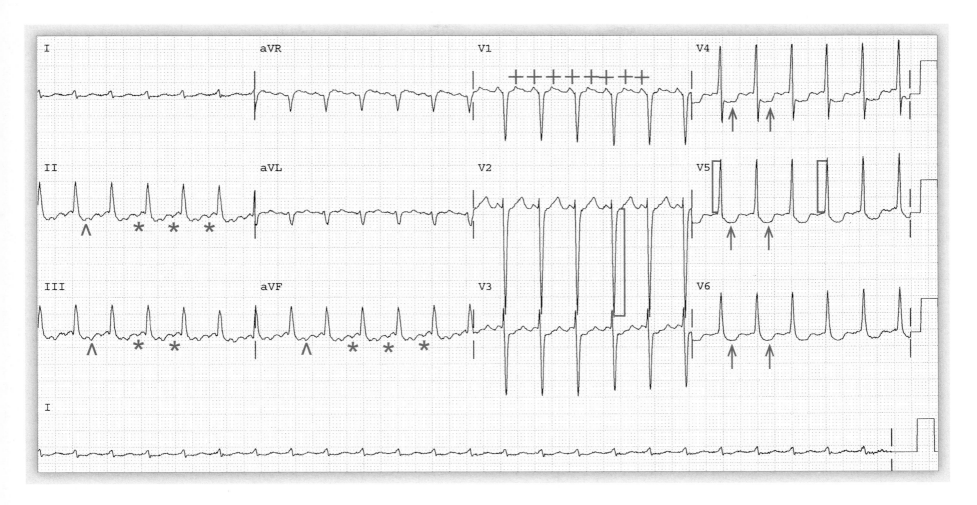

心电图 22 分析：心房扑动，房室传导比例 2：1，左心室肥厚，ST 段下移。

心室率为 150 次/分。因为大多数房扑频率为 300 次/分,房扑通常表现为 2∶1 房室传导,所以心室率多为 150 次/分;当室上性心动过速心率为 150次/分时通常考虑为房扑 2∶1 下传。在 Ⅱ、Ⅲ 和 aVF 导联中可以看到不同的负性心房波形,V_1 导联发现两个不同的正向心房波形,一个在 QRS 波之前,另外一个融合在 T 波中。仔细观察 Ⅱ、Ⅲ 和 aVF 导联可以在 QRS 波之后发现第二个房扑波形,其有可能被误认为异常 ST-T 波形。心电图 PP 间期规整,心房率 300 次/分,为典型房扑伴 2∶1 房室下传。

其 QRS 波间期(0.08s)和心电轴(0°~+90°),Ⅰ 和 aVF 导联 QRS 波正向)均为正常,QT/QTc 间期正常(240/380ms)。QRS 波幅度增加,V_2 导联 S 波深度达 33mm(]),V_5 导联 R 波幅度 17mm;($SV_2+RV_5=50mm$),其 QRS 波幅度可以诊断为左心室肥厚。$V_3\sim V_6$ 导联 ST 段压低,可能与快心室率导致心内膜缺血或继发于左心室肥厚。

房扑属于室上性心律失常,其心房率在 260~320 次/分,多为 300 次/分。根据其电生理机制,将房扑分为两种类型。Ⅰ 型房扑(典型性房扑)是由于解剖上的传导阻滞导致折返环形成,继而形成的心律失常。因其位于右心房的下腔静脉口至三尖瓣环、欧氏脊之间的峡部,遂亦被称为峡部依赖性房扑。

右心房存在众多解剖学特征即解剖上传导阻滞区阻滞了电传导活动,特别是以静脉窦(位于静脉口之间的区域)和冠状窦口为代表的后界,三尖瓣环为代表的前界。这些特征构成一个相对环形区域,其中一条分支位于三尖瓣环与欧式脊之间(较慢的电信号传导通路),环路中的电信号必须从其中通过。当它们足够慢到在冲动结束之前使周围心房组织复极,此时来自慢径路传导的冲动(而非窦房结组织)再次激动心房组织,从而形成一个围绕右心房壁的永久传导通路。这种循环往复的电传导现象称为"折返",特别是"大折返",它涉及一个大的解剖传导路径(与微折返环不同,是从微观角度来解释折返)。由于解剖上的传导阻滞,缓慢的传导区域有足够宽或长可应激间隙,使冲动能

激动通路(复律)使慢径路心房组织去极化,如果消融慢径路可以干扰折返传导通路及终止心律失常。因为其应激间隙较长,此类心律失常宜用射频消融术治疗。如果将带有模拟电极的导管放置在这种电解剖回路并给予正确的频率的电刺激,心律失常可以被再现,这样的动作被称为"夹带"。此外,刺激电极以比心房率更快速的速度提供脉冲并捕获此电路,从而导致心房率的增加的现象,也称为"夹带"。

心房扑动时,电冲动信号在健康的心房组织中传导的速度,大约需要 200ms 完成一个环形线圈传导,因此在峡部依赖性房扑中,心房率约为 300 次每拍 200ms。典型扑动波的范围是 260~320 次,如果患者已经暴露于药物能降低心肌传导(如 Ⅰ A 或 Ⅰ C 类抗心律失常药物由于其钠通道的抑制作用)或延长心房不应期(Ⅲ 类抗心律失常药物抑制钾通道),其频率可能减慢。另外如果有潜在的心房肌疾病和纤维化,房颤的速率也会减慢。

Ⅰ 型心房扑动根据电传导在三尖瓣环折返行驶方向进一步细分为顺钟向房扑和逆钟向房扑。其传播方向可在体表心电图上表现为特定的心房扑动波形,可在下壁导联 Ⅱ、Ⅲ、aVF 和 V_1 导联观察最明显。顺钟向房扑较为少见(约占 Ⅰ 型房扑的 10%),其特征在于在下壁导联为正向扑动波,在 V_1 导联为负向扑动波。逆钟向房扑是最常见的类型,其特征在于下壁导联为负向扑动波,在 V_1 导联为正向扑动波。Ⅱ 型(非典型)房扑不需要异常的解剖折返环,即非峡部依赖性房扑。它是一个功能传导障碍的结果,在其折返环中可应激间隙非常短而且窄。其房扑速度更快(一般为 340~440 次/分),房扑波在下壁导联一般都是正向的。当扑动波融合在 QRS 波内,心房扑动很难诊断出来,它可能位于 QRS 波末端,类似于一个 S 波或 ST 段压低,或在 QRS 波群起始部,表现为 Q 波。在此案例中,扑动波与 T 波融合或隐藏随后 QRS 波的起始部,这些重叠不仅使辨认扑动波变得困难,而且对辨别顺钟向或逆钟向房扑带来了挑战。■

急诊科会诊 55 岁男性患者,心悸、气短、胸部轻度不适。急诊科医师汇报患者心电图提示室上速伴快心室率 240 次 / 分,给予腺苷静推。下面是静推腺苷后的心电图。

追问病史:既往有阵发性房颤,平素服用氟卡尼控制节律。不伴有其他慢性病,未服用其他药物。

在本案例中使用腺苷的机制是什么,心电图提示是何种特殊类型室上性心动过速?

患者快心室律会出现什么症状?

如何预防?

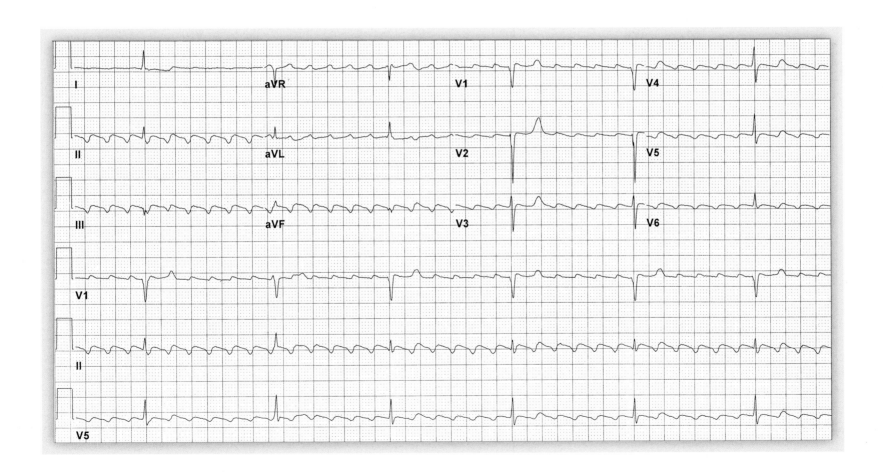

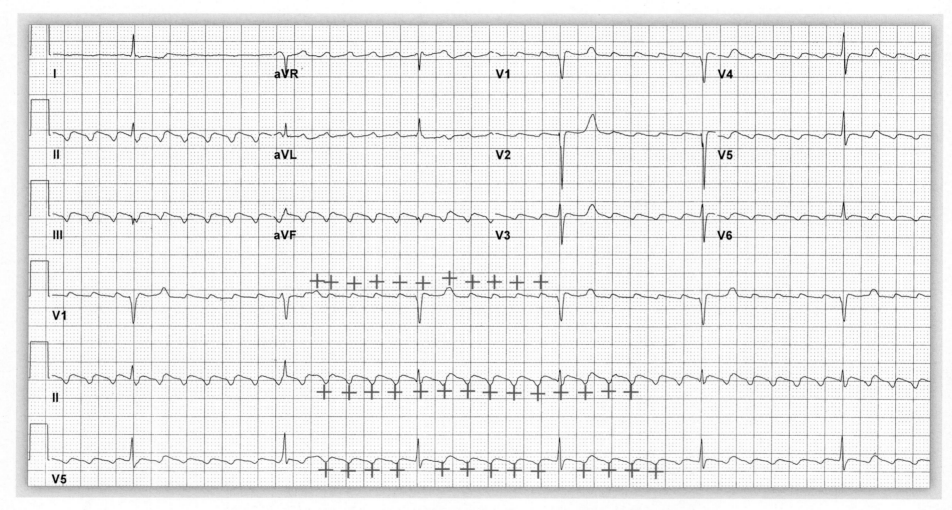

心电图 23 分析：**房扑伴 7：1 房室下传，肢体导联低电压，心电轴左偏，V$_1$、V$_2$ 导联 R 波降低。**

心电图中心脏节律 38 次 / 分,第一个 RR 间期比随后的时间稍长。由于高度房室传导阻滞,心房扑动波以 240 次 / 分的频率清晰地显示在心电图中。房扑波在形态、振幅和时间上都是一致的,存在典型的起伏(锯齿)模式,即扑动波之间没有等电位线存在。房室传导的差异在于第一个 RR 间期 8:1 下传与其他的 RR 间期 7:1 下传。

QRS 波群时间是正常的(0.08s),心电轴左偏,位于 0°～-30°,属于生理性的(I 和 II 导联 QRS 波为正向,aVF 导联 QRS 波为负向)。肢体导联 QRS 波低电压(每个导联 < 5mm)。QT / QTc 间隔正常(440 / 350ms)。

腺苷通过与 A_1 受体相互作用诱导房室结组织超极化,从而降低 cAMP 水平和增加细胞钾离子外流,腺苷终止室上性心动过速的前提是房室结作为其折返环的一部分。在本例心电图中,快速心室率掩盖了心房波动,腺苷通过诱导短暂的房室结阻断,揭示了潜在的心房波形,从而诊断出导致心律失常的病因。在本例中扑动波在下壁导联为正向或负向,在 V_1 导联为正向。扑动波频率为 240 次 / 分,比典型房扑频率稍低,这可能是氟卡尼减慢传导的结果。因此,这位患者是典型的 I 型特征心房扑动。

虽然患者接受氟卡尼治疗心房扑动,但在使用抗心律失常药物治疗过程中再次出现心房扑动的情况很常见。这些药物稳定心房肌从而消除微折返环,被认为是治疗心房扑动的药物。另外,这位既往存在房扑的患者有可能发展为房颤,抗心律失常药物的使用往往可以预防房扑转为房颤。

房扑时心房率通常为 260~320 次,在这个频率下正常房室结无法进行 1:1 下传。生理性心脏传导阻滞会导致传导增量比(2:1,3:1,4:1;等等),心室率亦伴随心房率改变(1/2,1/3,1/4,等等)。I 类药物,特别是 IC 类药物氟卡尼、普罗帕酮通过延迟快反应动作电位 0 相上升速度来减慢传导,并减慢折返环传导速度进而减缓心房扑动速率。当房扑频率降低,房室节存在较少的隐匿性传导,此时更容易发生 1:1 传导,这种情况似乎可以解释患者脉率 240 次 / 分的原因。

腺苷的半衰期约为 6s,所以心电图会呈现短暂的心脏传导阻滞,1:1 房室传导可能复发。β 受体阻滞剂或钙通道阻滞剂用于控制快速心室率,当患者有房扑时,应长期服用 β 受体阻滞剂并加用氟卡胺来预防房室 1:1 传导。氟卡尼的选择应是考虑现有心房扑动的诊断,对于治疗方面的选择包括氟卡胺的剂量增加,并加用另一种抗心律失常药物,或考虑射频消融治疗心房扑动。■

女性患者，21 岁，家族性扩张性心肌病，因锻炼后发作重度呼吸困难送入急诊科，患者自述近期常于夜间平卧后发作呼吸困难。体格检查：坐立时无特殊不适；生命体征值得注意的是，心率 140 次 / 分，心肺功能检查颈静脉压 14mmHg，且为单相波形，肺部听诊水泡音，心脏听诊可闻及第三心音奔马律。其余体格检查无明显异常。心电图 24 如下，且护士在监测仪上发现 QRS 波和心律的变化。

心电图 24A

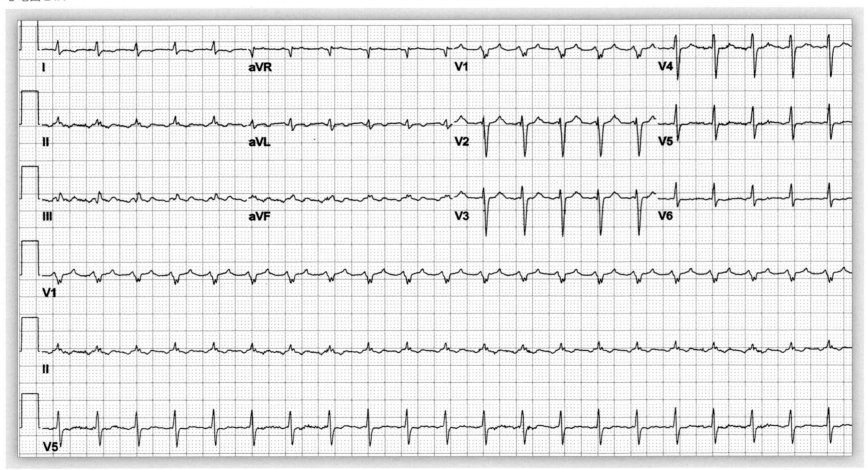

能从患者心电图中发现什么?
如何解释护士所发现的变化?

心电图 24B

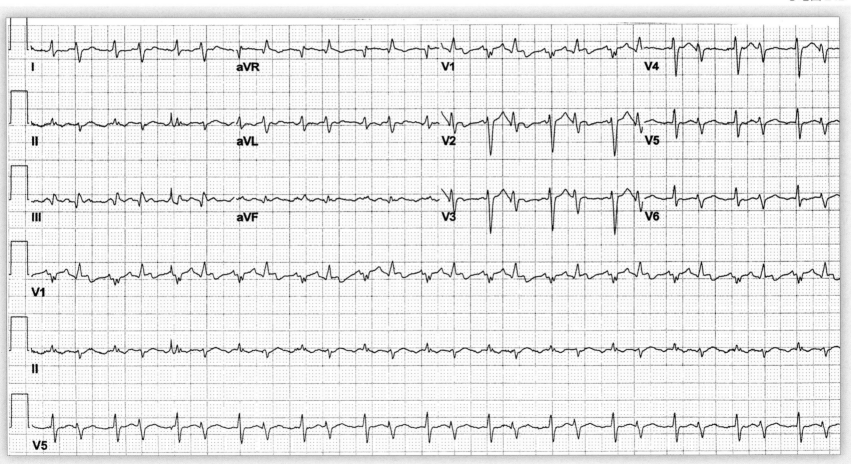

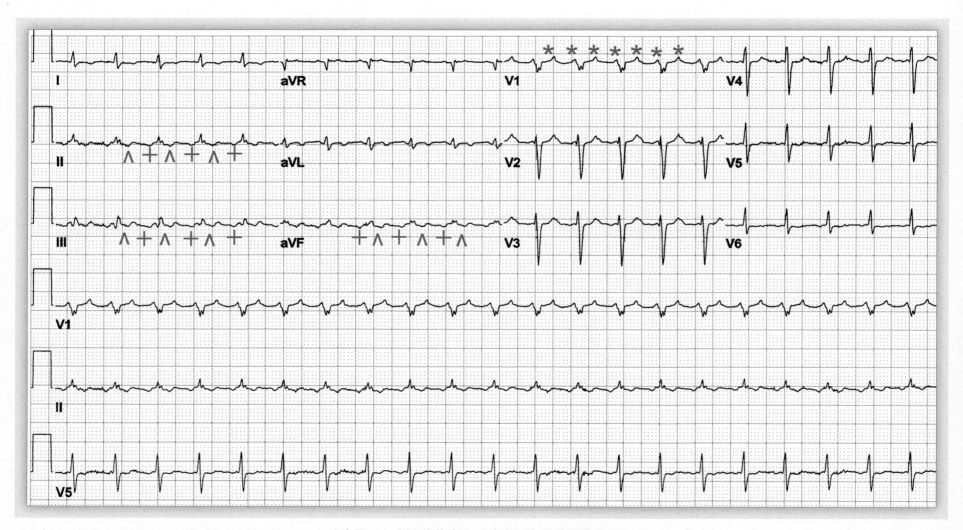

心电图 24A 分析:**房扑伴 2:1 房室下传,肢体导联低电压。**

心电图 24A 提示心室率 140 次 / 分。其 QRS 波间期（0.1s）、形态及心电轴（0°～+90°，且在 I 导联、aVF 导联 QRS 波正向）均正常。QT/QTc 间期正常（300/ 460 ms、当 QRS 间期轻度延长时为 280/430ms），肢体导联低电压（QRS 波振幅＜ 5mm）。

在 II，III 和 aVF 导联可看到心房活动的证据，即在 QRS 波前可看到负向扑动波形。第二个心房波（∧）可以在 ST 段观察到，紧随着 QRS 波，融合在 T 波中。然而这个心房波与 QRS 波前的心房波的形态相同，其间期规整。心房律为 280 次 / 分，因此为房扑伴 2：1 房室下传。另外可以在 V₁ 导联看到两个扑动波，一个在 QRS 波之前，发生在 QRS 波向上的波段中，类似于一个较宽的 R 波，第二个扑动波紧随 QRS 波之后，融合在 T 波之中。

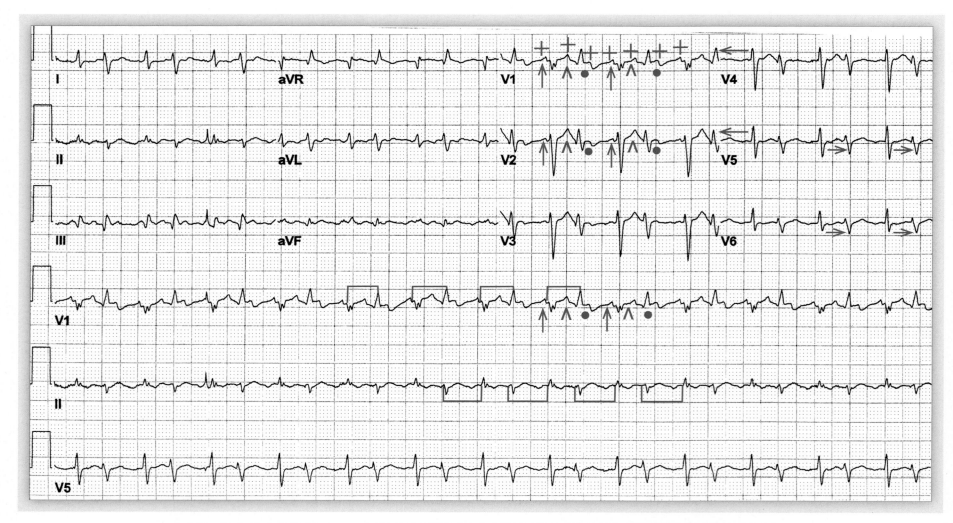

心电图 24B 分析：**心房扑动与 3 ∶ 2 文氏（莫氏 I 型 II 度右束支传导阻滞），频率相关右束支传导阻滞，肢体导联低电压。**

心电图 24B 中心房率一般在 280 次 / 分，以定期不规则长（⎵）和短（⎴）RR 间期的重复的模式。表现为固定图形，心率和心房波形形态与心电图 24A 相同。因此，这个心电图也是房扑，仅仅是下传比例不同。

经过较长的 RR 间期之后，扑动波与 QRS 波之间的距离变短（PR 间期）。在接下来一个 QRS 波其 PR 间期进行性延长，第三个扑动波未下传。这是 3 ：2 文氏下传的模式，其不断重复表现为固定图形。在心电图 24B 中，一个长间期后的 QRS 波形是相同的，而短间歇后的其他 QRS 波各异。在 V_1 和 V_2 导联中 R 波增高，在 V_5~V_6 和 I 导联 S 波增宽，QRS 波时间稍长（0.12s），呈现右束支传导阻滞模式，因此它是与心率相关的。因此，心电图显示心房扑动与 3：2 文氏和心率相关的右束支传导阻滞。

文氏现象是通过房室结递减传导的结果；即在较快的速度下通过节点的冲动传导逐渐减慢，解释了 PR 间期逐步延长的原因。虽然文氏现象常见于窦性心律中，其也能在快速房室结激活相关的房性心律失常中见到，包括房性心动过速或者房扑。与这些心律失常相比，冲动传导到心室是依赖于通过房室结传导，情况与窦性节律相似。∎

一位 92 岁的女性患者来到诊所抱怨近期自觉疲劳,合并劳力性呼吸困难,而在此之前并无类似症状。既往高血压病史,数年前因无症状莫氏 Ⅱ 型 Ⅱ 度传导阻滞植入起搏器。体格检查:心率 100 次 / 分,血压正常,心肺功能检查亦正常。心电图报告(25A)考虑窦性心动过速。

心电图 25A

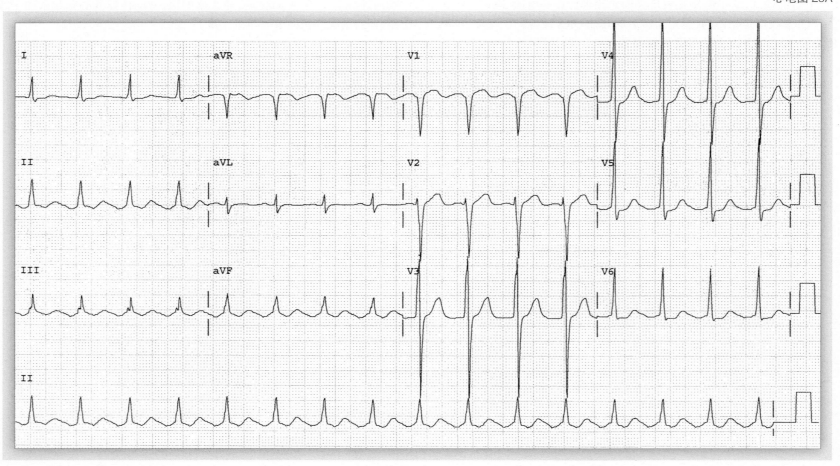

另附一张心电图 25B。

心电图 25A 是否诊断窦性心动过速?
如果不是,如何解释心率增快?
心电图 25B 是否有助于诊断?

心电图 25B

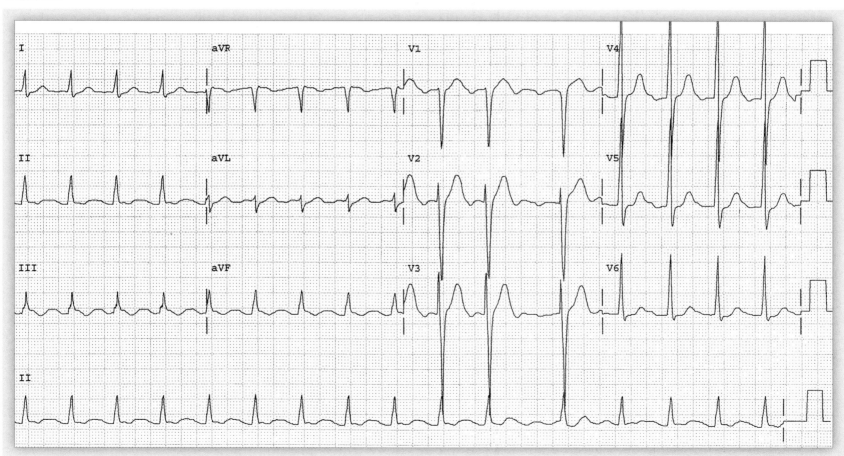

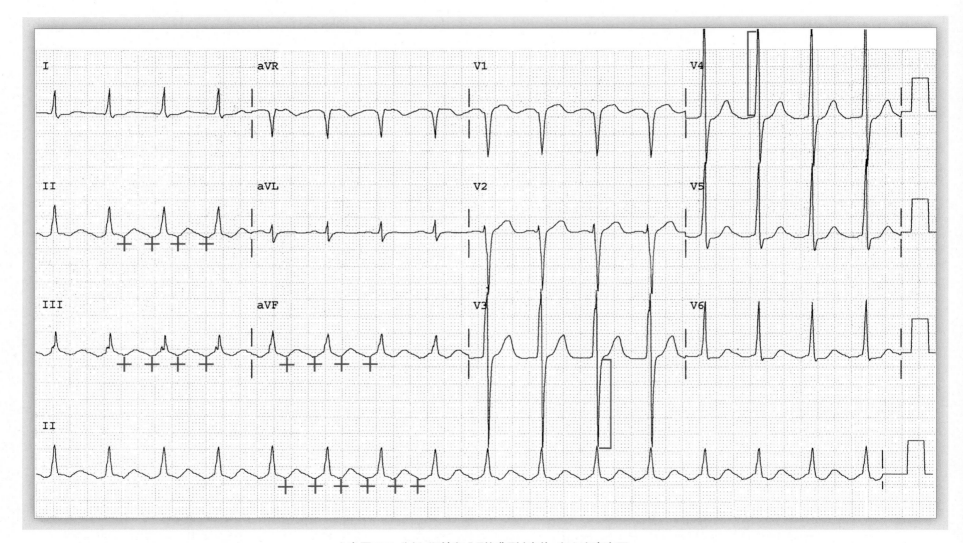

心电图 25A 分析:顺钟向 Ⅰ 型(典型)房扑,左心室高电压。

心电图 25A 提示心率 100 次 / 分，QRS 波间期正常（0.1s），心电轴正常，位于 0°～+90°（Ⅰ 和 aVF 导联 QRS 波正向）。QRS 波幅度增加（V3s =28mm，V4r =30mm）提 示 左 心 室 肥 厚（V3s+V4r =58mm）。QT/QTc 间 期 正 常（350/460ms）。虽然没有明显的 P 波，但是在 Ⅱ、Ⅲ 和 aVF 导联中两个 QRS 波之间仍能看到突出的起伏。这些起伏波的频率为 200 次 / 分，虽然低于扑动频率，但仍考虑为房扑。

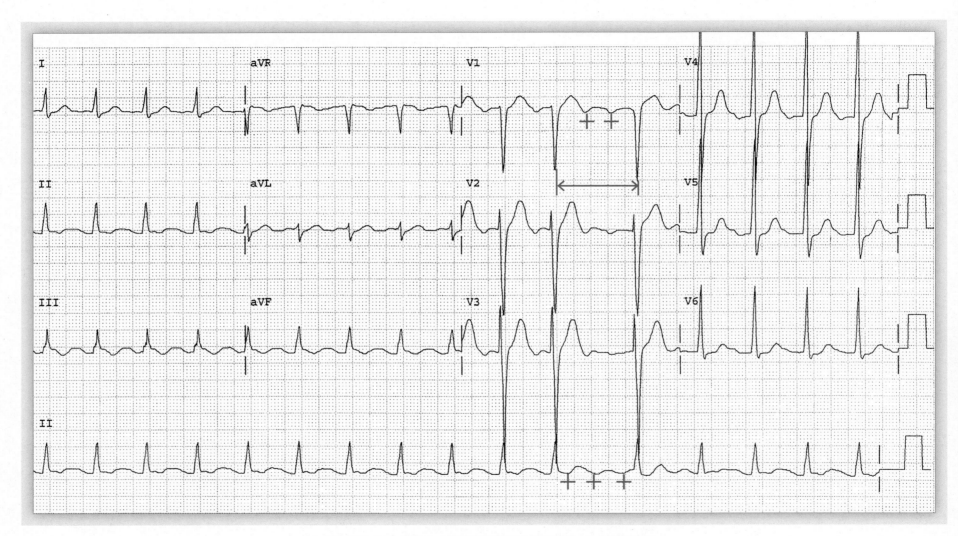

心电图 25B 分析：顺钟向 Ⅰ 型（典型）房扑，慢房扑率，左心室高电压。

心电图 25B 中即使有一个长 RR 间歇,心律基本规则,心率 100 次 / 分。在这个长 RR 间歇中可看到 3 个顺序出现的房性波,其频率为 200 次 / 分,与心电图 25A 中的起伏波频率相同。在这些波之间不存在等电位线,考虑为房性扑动波。心房频率是诊断房扑的基本条件,心房扑动频率常常超过 260 次 / 分,而且也仅有房扑这种房性心律失常达到这种频率。在本例中心房率少于 260 次 / 分可能是由于抗心律失常药物治疗或心房疾病造成的,即使心房率小于 260 次 / 分,但其仍存在典型的波形(连续起伏的波形之间没有等电位线)。相反,房性心动过速时存在明显的 P 波且 P 波之间存在等电位线。因此,即使心房率仅有 200 次 / 分,但是存在典型的房扑波,这有可能是由于长期高血压及左心室肥厚造成心房肌肥厚及纤维化,进而造成房扑频率减慢。■

老年男性患者，72 岁,因室上性心动过速发作行直流电复律,现行电生理检查。下面呈现电复律前后的心电图。

心电图 26A

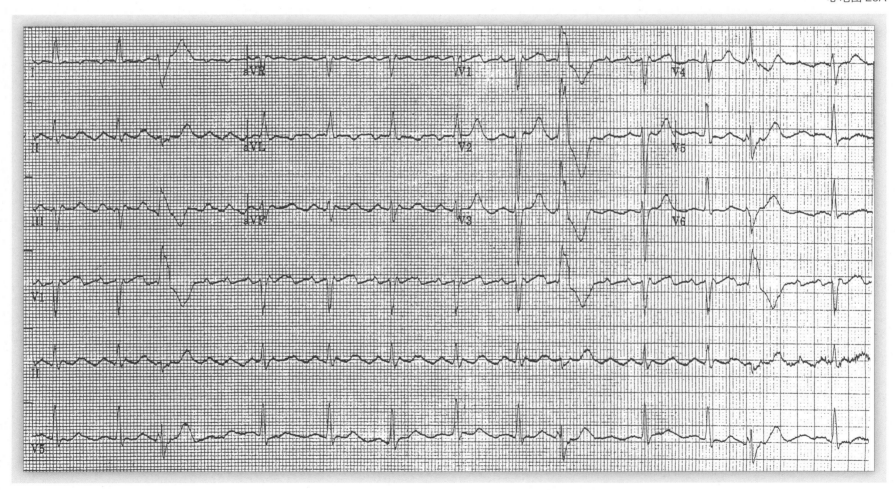

患者心电图诊断的难点是什么？
电复律的效果如何？
下一步治疗策略是什么？

心电图 26B

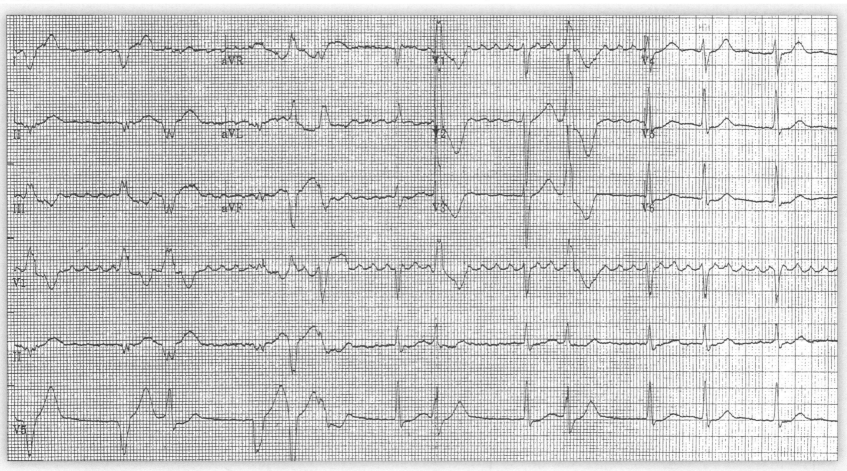

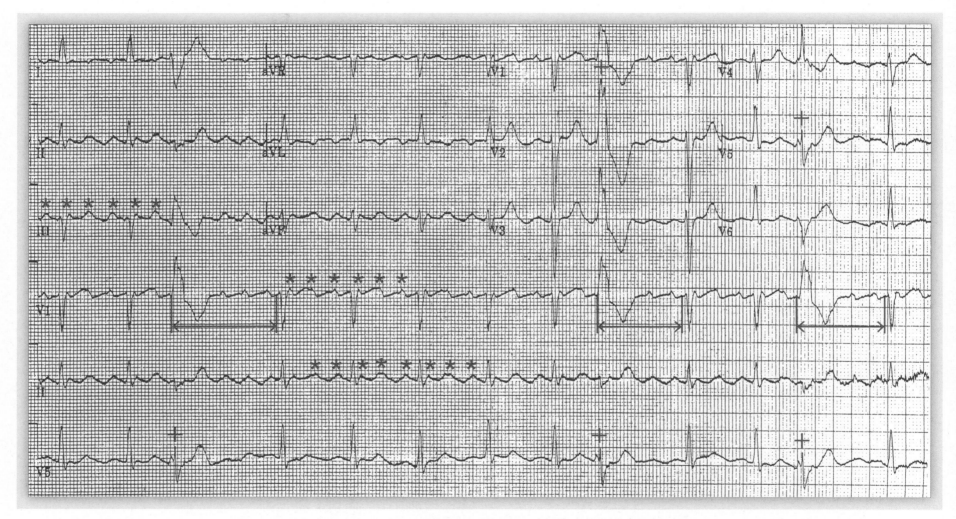

心电图 26A 分析：顺钟向 I 型(典型)房扑，室性早搏，左前分支传导阻滞。

心电图 26A 中心律基本规则，心率 75 次 / 分。然而，由于早搏出现 3 个短 RR 间歇，其形态较宽且异常，考虑为室性早搏。在早搏后出现一个长 RR 间歇，应为代偿性间歇（完全性代偿性间歇），QRS 波形态及间期正常（0.08s）。心电轴极度左偏，−30°~−90°，（I 导联 QRS 波正向，II 和 aVF 导联 QRS 波负向，且成 rS 形态）。左前分支传导阻滞，QT/QTc 间期正常（380/420ms）。

每个 QRS 波之间可见心房波形不断起伏的"锯齿"（*）。这些波形形态统一规则，频率 300 次 / 分，其在 II、III 和 aVF 导联正、负双向。因此代表的是典型的心房扑动伴 4∶1 房室传导。

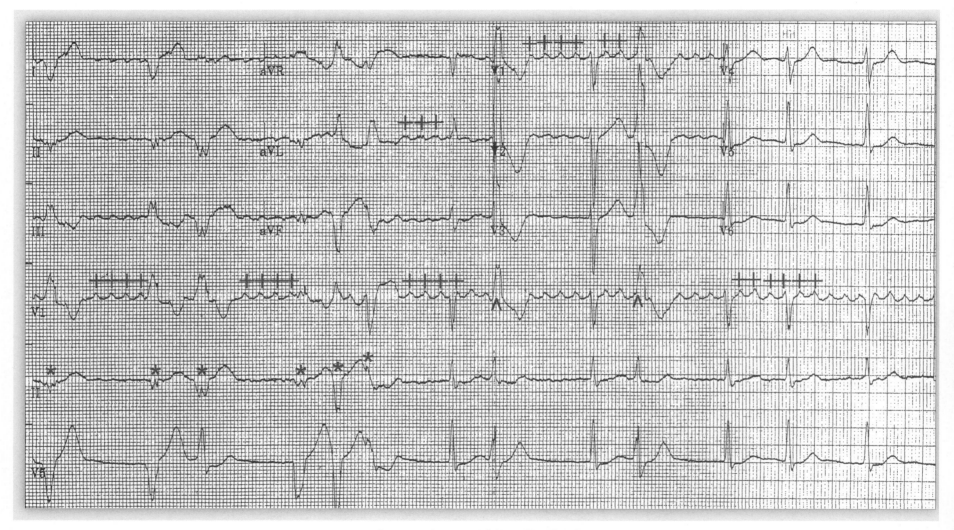

心电图 26B 分析：Ⅱ型房扑，室性心律失常。

心电图 26B 是在电复律后的心电图,心房波形发生改变,Ⅱ、Ⅲ 和 aVF 导联及 V_1 导联心房波形直立,而非正、负双向。另外,虽然心房频率增加到 340 次/分,仍然是房性扑动,但为非典型房扑。

在典型房扑中,其房性波形形态、波幅及间期均大小一致。扑动波之间无等电位线,且心房波形呈不断起伏的"锯齿"状。然而心房率超过 320 次/分,房扑波在 Ⅱ、Ⅲ 和 aVF 导联呈正向。前六个 QRS 波群(*)宽且异常,且均为室性早搏。因此,还存在另外两个室性早搏。

总的来说,低能量刺激对转复典型房扑有效。通常仅需 25 J(双相波除颤器)水平的能量就可以起到较好的效果。但是,应用的能量不足时可以使典型房扑转为不典型房扑,尽管其确切机制尚不清楚。不典型房扑的折返环路起源于细胞膜不应期功能性该变引起的很小的缓慢传导区域,因些复律更困难。不典型房扑时,折返环路小,传导快,仅有很小的可激动间隙(即心肌缓慢传导区域很小)。电复律和超速起搏的效果可能较差,因为冲动插入折返环路的时间很短,不足以引起心肌去极化,也就不能干扰折返环路,终止心动过速。这时通常需要更高能量的电刺激使全部心房肌去极化,从而重建窦性心律。■

男性患者，72 岁，因静息性心绞痛加重入院，既往有糖尿病。冠状动脉造影提示多支病变，之后行不完全冠脉搭桥术，术后 24 小时内给予拔管及停止使用升压药及强心药。术后第三天，患者自诉胸闷，给予心电图检查结果如下。

可以从心电图中发现什么？
是否合并并发症，如果有的话，对于患者整体预后有何影响？
需要什么治疗？
如何预防？

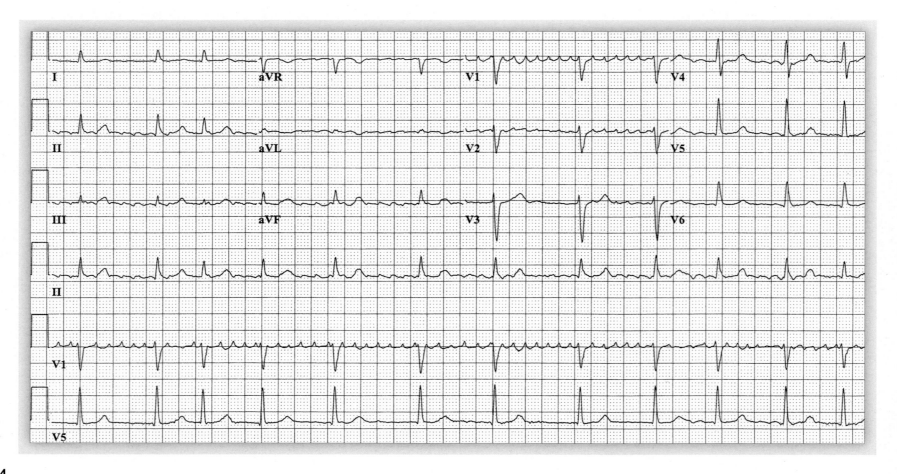

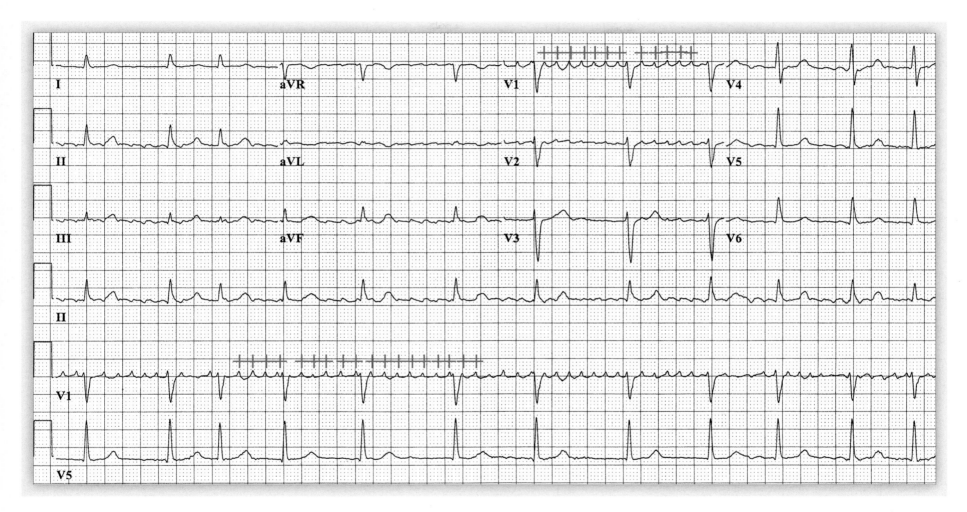

心电图 27 分析：粗房颤，室内传导阻滞。

心律绝对不规整,平均心律约为 72 次 / 分。QRS 波间期增宽(0.12s),形态正常。心电轴正常,0°～+90°（Ⅰ导联和 aVF 导联 QRS 波正向）。QT/QTc 间期延长(440/480ms),但是在较正于 QRS 波增宽(400/440ms)的情况下是属于正常现象。

心电图中可以观察到心房波形态、幅度和间期(+)均不等,虽然类似于房扑波,但是房扑波的形态、幅度、间期均相等,与此心电图不符。另外,房颤节律绝对不规则,而房扑节律规则或相对不规则,因此,可以明确诊断为粗房颤。通常来讲,粗房颤与新发房颤有关,当房颤持续时间较长时,波形会变得较细。

房颤是冠脉搭桥术后常见并发症,尤其在术后第二天或第三天,发病率一般在 20%~40%,如果行瓣膜置换术可增至 60%。一项随访 4~5 年的研究证实,术后新发房颤可能与术后 30 天的死亡率增加相关。虽然其中的联系尚不明确,但是房颤会增加并发症的发生率以及延长住院时间。

一些因素已被证实会增加术后房颤发生的风险,其中包括既往合并房颤、左心房增大或者肥厚、手术时间过长、既往心脏手术史、慢性阻塞性肺疾病、肥胖、未使用 β 受体阻滞剂或血管紧张素转换酶抑制剂、严重右冠状动脉狭窄、

体表心电图记录 P 波时间延长(>116ms)。

与术后房颤发生相关的手术因素包括心包炎、外科操作或者插管导致损伤心房、因为压力或者容量超负荷导致急性心房扩大、桥血管未充分保护心肌、心房梗死或缺血,交感神经兴奋状态,低钾血症和低镁血症,肺部并发症,术前使用 β 受体阻滞剂、他汀类药物、胺碘酮等药物可减少冠脉搭桥术后房颤发生率。虽然在术前开始使用 β 受体阻滞剂、他汀类药物已成为常规治疗,但是使用胺碘酮仍然富有争议。胺碘酮必须在术前几日甚至更长时间使用才可能受益,胺碘酮通常作为术后心房颤动的治疗而不是预防这种情况。控制心律是必要的,一般并不会首先使用电复律。在这些患者(术前不存在房颤)发生房颤的原因通常与心包炎、心肌损伤或者容量负荷过重有关,一旦这些因素解决,患者往往会自动转换为正常窦性节律。即使仍然缺乏肝素联用华法林的相关数据,抗凝治疗也应该早期应用以预防脑梗死。在自发转换窦性心律的案例中,抗凝治疗的持续时间仍然未知,但合理的实践可以包括延续全身抗凝治疗 4 周直到门诊动态心电图提示窦性心律持续存在。■

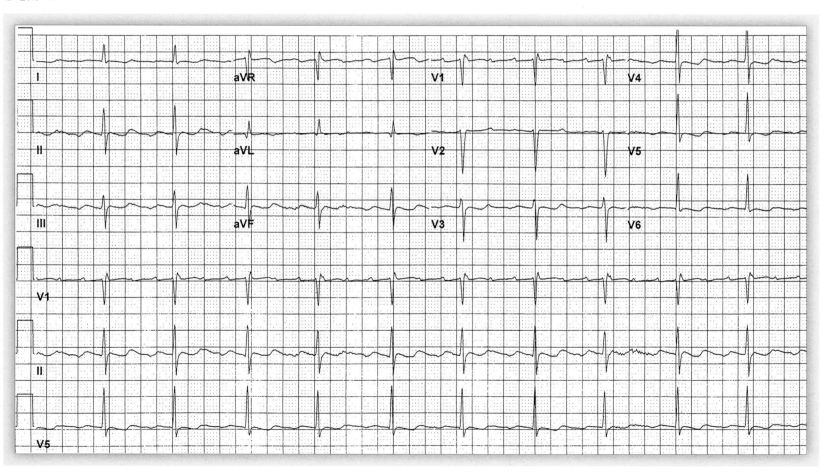

男性患者，76岁，因心悸伴活动耐量降低入院，既往行冠脉搭桥术、Cryomaze术（治疗房颤），平时可步行七八千米，近期患者自觉呼吸困难且正常活动受限，自数脉搏极不规律。体格检查：脉搏规律，其余查体无明显异常，胸骨中线有一手术切口，愈合良好。入院心电图（28A）如下。

心电图 28A

次日,患者突发心悸、气短,心电图 28B 如下:

心电图诊断是什么?
是何种类型的心律失常?
解剖起源是什么?

心电图 28B

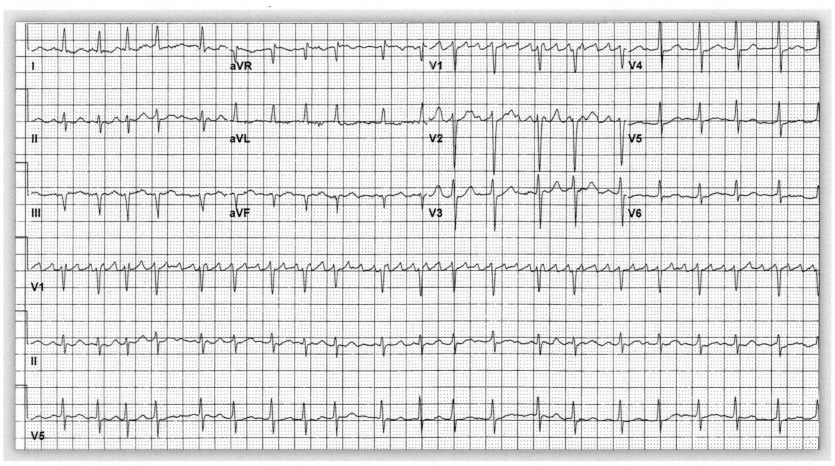

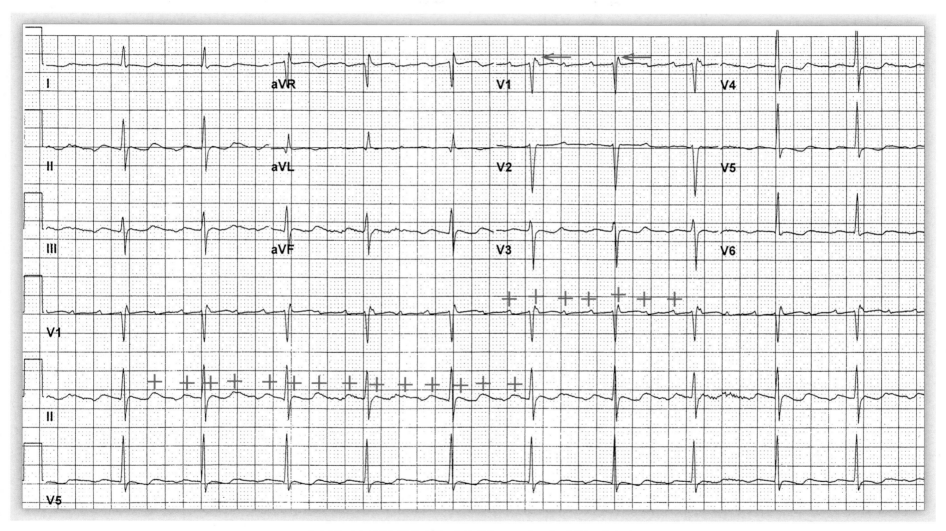

心电图 28A 分析:慢性房扑,房扑节律 220 次 / 分,来源于左心房。

心电图 28A 提示节律规整，68 次 / 分。心房波形形态、幅度及宽度统一规则，频率 220 次 / 分。其在 Ⅱ、Ⅲ 和 aVF 导联负向。波形之间无等电位线存在。虽然 V_1 导联可以看到 P 波，但是 P 波之间无等电位线，因此考虑是房扑伴 3 ∶ 1 下传。由于房性波在 Ⅱ 和 aVF 导联正负双向，即使频率低于房扑频率，仍类似于非典型房扑，考虑患者曾经行心房手术，倾向于房扑的诊断。

QRS 波间期较短（0.08s），形态正常。心电轴 0°（Ⅰ 导联 QRS 波正向和 aVF 导联 QRS 波双向）。V_1 导联 QRS 波为 RSR′；然而通过测量扑动波之间的间歇（扑动频率），确定其并不是 QRS 波而是扑动波叠加。QT/QTc 间期正常（420/450ms）。

房扑频率较慢可能是由于抗心律失常药物的应用或者是本身心房疾病所致，也可能是因为先前的左心房迷宫手术导致房扑。任何操作或药物（通过影响心肌内的快钠通道的活性）和减慢传导都会影响扑动频率。这些心房形态亦支持非典型房扑的诊断，虽然其扑动频率较慢。左心房扑动的机制可能是因为小折返环或者巨大折返环的存在。在左心房消融术中（手术或导管），左心房内瘢痕区创造的解剖特点，可以允许大折返性心动过速。这也可以解释患者慢性房扑的机制。

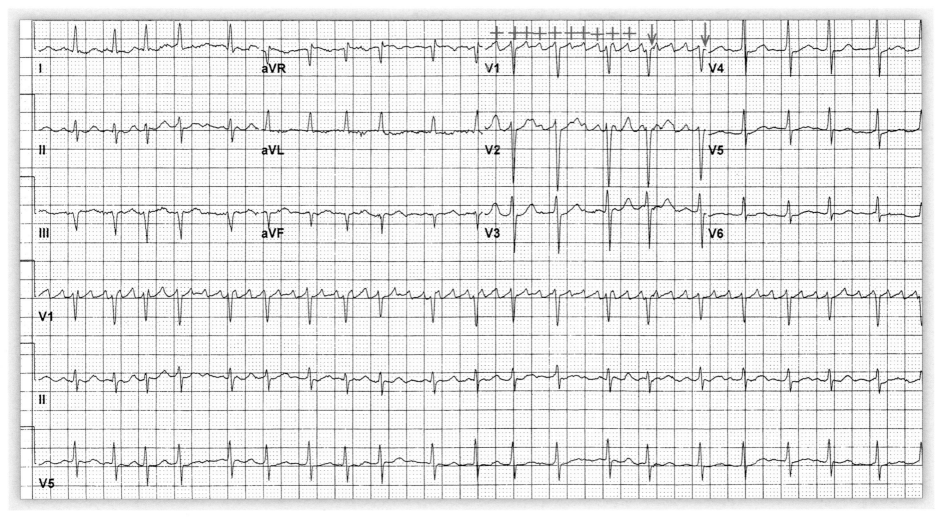

心电图 28B 分析:粗房颤。`

心电图 28B 提示节律绝对不规整,心室率平均 120 次 / 分。在 V₁ 导联可以看到明确的心房波形(+)。它们在一个频率更快(> 320 次 / 分)而且其形态、振幅和间隔可变,可以诊断为粗房颤。QRS 间期及形态、心电轴与心电图 28A 相同。QT/QTc 间期正常(280/400 ms)。而且 V₁ 导联中 R′ 波证实不是 QRS 波(↓),而是房扑波。■

男性患者，45 岁，有肥胖、高血压、睡眠呼吸暂停的病史。于今晨无明显诱因突发胸痛、呼吸困难、心悸。患者活动量少，既往无劳累性呼吸困难或心绞痛。

入院体格检查：心率 160 次 / 分；血压 100/60mmHg；呼吸 18 次 / 分，血氧饱和度 96%。患者有轻微的胸痛，心肺未见异常，脉搏快而不规则。心电图如下。

该患者的诊断是什么？

此种心律失常的危险因素是什么？

患者应完善哪些相关检查，该采取哪些近期及长期的治疗措施？

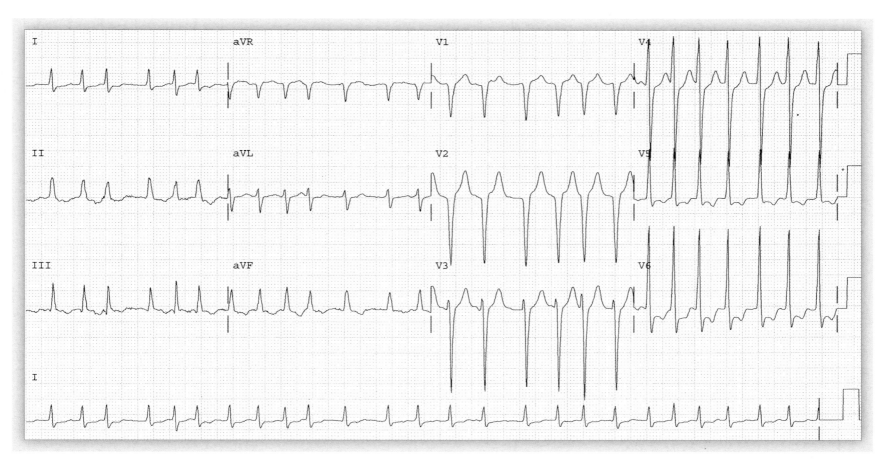

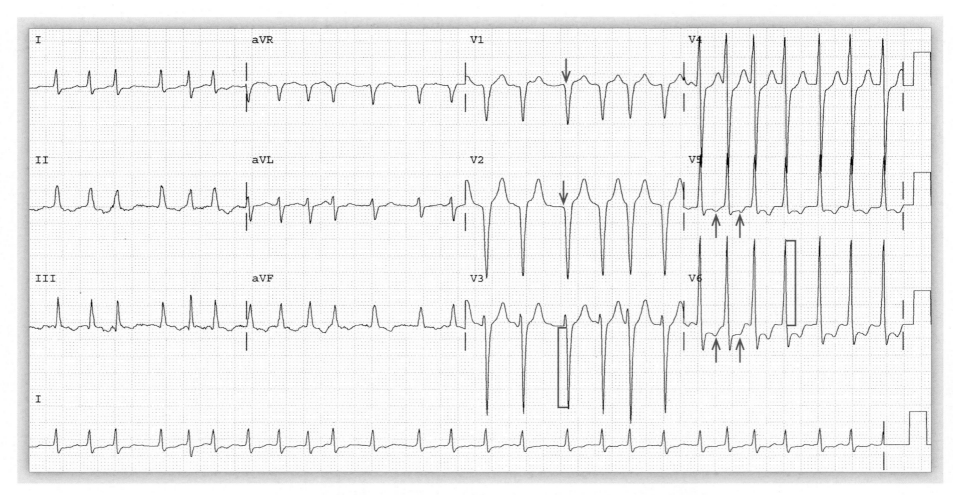

心电图 29 分析:房颤伴快速心室率,左心室肥厚,陈旧性前间壁心肌梗死 , ST-T 异常改变。

心电图示节律不齐,平均心率约 156 次 / 分。有三种节律是绝对不规则的：窦性心律不齐(同一导联 P 波形态一致),多源性房性节律或心房内游走性节律(心率 <100 次 / 分)或多源性房性心动过速(心率 > 100 次 / 分)(同一导联至少有三种或三种以上不同形态的 P 波,无主导起搏点),或心房纤颤(无有规律的 P 波)。房颤在无明显的心房激动波,在心电图上表现为房颤波(f 波)。

心电轴正常,在 0°～+90°(在 I 和 aVF 导联 QRS 波群是直立的)。QRS 波间期 0.10s,形态正常。QRS 波群的振幅增加(在 V₃ 导联 S 波加深为 28ms,在 V₆ 导联 R 波振幅为 25mm；V₃ 导联 S 波 +V₆ 导联 R 波 = 53mm),诊断为左心室肥大(LVH)。此外,V₁~V₂ 导联(↓)未见 R 波,考虑为前间壁心肌梗死,也有可能是左室肥厚的原因。QT/QTc 正常(280/450ms)。

V₅、V₆ 导联(↑)ST 段压低、T 波倒置,这种改变与左室肥厚有关,常称为继发性改变,这是由于长期慢性的心内膜下心肌缺血,导致心室肌复极异常。这种异常改变是由于心室肥厚、左室舒张末期压力增加,导致心内膜(心肌最后接受血液及氧气供应的部位)的供血减少。升高的左心室舒张末期压力使心外膜与心内膜的压力梯度降低,从而减少了心内膜的血液灌注。

新发的、未治疗的房颤,心室率通常在 140~180 次 / 分,这种快心室率通常发生在房室传导正常,不受自主神经系统影响,且不存在房室传导阻滞的情况下。当心室率大于 200 次 / 分且不存在预激时,提示儿茶酚胺释放增加影响房室结传导,例如甲亢、心力衰竭、肺动脉栓塞。相反,当心室率低于 100 次 / 分,提示房室结病变、迷走神经张力增高或发生房室传导阻滞。

ST-T 改变通常是由于心内膜心肌需氧量增加所致。如本病例所示,快心室率及增加的左室舒张末压均会增加心肌耗氧量。当存在这些因素时,即使患者没有冠脉病变或明显的冠脉狭窄,也可以表现出心肌缺血的症状。患者无任何症状提示冠状动脉缺血,但亦不能排除冠脉可能存在潜在的病变。ST 段改变可能是缺血导致的,在患者病情稳定后应该评估冠脉的情况。尤其当心肌标志物(肌钙蛋白)持续升高,伴有 ST 段改变时,我们要确认有无心肌缺血及严重的冠脉事件的发生。

当前的治疗旨在控制心室率。

β 受体阻滞剂及钙通道阻滞剂通过抑制房室传导而减慢心室率。地高辛通过增强迷走神经张力从而抑制房室传导。然而它不能立即起效,亦不能即刻减慢心室率。如果患者没有气道阻力增高的疾病,且心电图提示有心肌缺血的改变,可静脉给予 β 受体阻滞剂美托洛尔后继而给予口服维持量控制心室率。β 受体阻滞剂对房颤合并交感神经兴奋性增加导致的快速心室率疗效欠佳,尤其在新发房颤,由于血流动力学障碍引起的交感神经兴奋性增高的病例中。如果患者没有使用 β 受体阻滞剂的其他适应证,可给予非二氢吡啶类钙通道阻滞剂(维拉帕米和地尔硫䓬)。维拉帕米主要作用在心脏,它对房室结的抑制作用优于地尔硫䓬,然而它有可能抑制心肌收缩力。地尔硫䓬对心脏与大血管均有作用,并可使二者的作用达到一个平衡,它的扩血管效应可以抵消对房室结的抑制作用。由于对外周血管的扩张作用,可引起低血压。

如果上述药物不能有效控制心室率且引起低血压,可给予地高辛和胺碘酮。静脉给予负荷量地高辛可在 30 分钟内起效,5 小时后血药浓度达到峰值。我们也可以给予口服维持量,但其作用平缓起效较慢。1.5mg 的负荷剂量并不影响肾功能,但维持量依赖于肌酐清除率(对于肾功能不全的患者,维持剂量要偏低),血清浓度对临床上维持剂量的使用起到指导作用,但对负荷剂量无此作用。

胺碘酮的作用不是控制房颤的心室率,而是维持窦性心律。我们需要给予负荷量的胺碘酮,它需要数周至数月来发挥作用。由于药物的高亲脂性、并且易于在体内脂肪含量丰富的组织中蓄积,所以我们需要先静脉给予负荷剂量再给予口服维持量以达到血药浓度。胺碘酮的表观分布容积大,因此需要一定的时间才能达到血药浓度。初始给予大剂量的胺碘酮对心率的控制也起到非常重要的作用,相当于 β 受体阻滞剂的作用。

对于房颤时间不明确或超过 48 小时而未抗凝的患者体循环栓塞的风险为 1%~2%。因此对于房颤持续时间少于 48 小时,并且积极抗凝治疗至少 4 周,或经食道超声提示左心耳无附壁血栓者,体循环栓塞的风险低于 1%。当患者存在血流动力学障碍时,可选用直流电复律。在这种情况下拒绝治疗的风险大于血栓栓塞的风险。

心室率控制之后可以考虑转复,在多项研究中,其中 AFFIRM 是最大一项研究,本研究告诉我们在控制房颤患者心室率和抗凝及转复的治疗手段中,死亡率、卒中、出血或心力衰竭的发生率方面无显著差异。然而 AFFIRM 研究显示，在年龄大于 65 岁不伴有心力衰竭的亚组中，控制心室率可以降低死亡率。尽管如此，一些心脏病专家及电生理专家试图通过直接电复律转复。当患者确诊房颤未预先抗凝（TEE 指导下）或已抗凝 1 个月的患者可以电复律治疗。在电复律转为窦性心律后应至少抗凝 1 个月，因为已经观察到可合并心房顿抑或心房肌炎症，此时栓塞的风险仍然很高。

抗凝治疗可以选用足量的阿司匹林或华法林（或新型口服抗凝药，如直接凝血酶抑制剂或 X 因子抑制剂）。治疗方案的选择依赖于对患者个体的风险预测。CHADS2 评分被广泛应用于房颤患者发生血栓栓塞风险的预测。CHADS2 评分系统包括：充血性心衰、高血压、年龄（>75 岁）、糖尿病、既往发生卒中或 TIA 或其他的动脉栓塞事件。除了卒中史评 2 分，其余各项均为 1 分。CHADS2 分值越高，发生卒中的风险越高，当 CHADS2 评分为 1 分时，卒中发生率为 0.5%，当 CHADS2 评分为 5~6 分时，卒中发生率增加到 7%。总之，当 CHADS2 评分大于等于 2 分时，应长期口服华法林，并使 INR 比值维持在 2~3。当患者拒绝应用华法林或有药物禁忌证时，可以给予新型口服抗凝药物如达比加群（口服凝血酶抑制剂）或利伐沙班、阿哌沙班、依度沙班（口服的 X 因子抑制剂）。单用阿司匹林也是一种选择。当患者 CHADS2 评分小于 2 分，可给予足量的阿司匹林（325mg/d）代替华法林。

房颤根据其持续时间进行分类。阵发性房颤（以前称为突发性房颤）可以自行转复。持续性房颤需要药物或电复律才能转复。永久性房颤（以前称为慢性房颤）无法转为窦性心律。

在这个病例中，患者使用 β 受体阻滞剂控制心室率。由于患者比较年轻，可给予电复律转复维持窦律。在转复后给予 4 周抗凝治疗，使 INR 值维持在 2~3。如果患者有血流动力学障碍需要立即转复，在转复前需要行经食道超声以排除附壁血栓的形成，但转复成功后应给予 4 周的抗凝治疗。

对于本例患者，肥胖及睡眠呼吸暂停可能诱发房颤，然而我们还应寻找其他的变量因素，例如甲亢、结构性或瓣膜性心脏病、右室压力升高等。如果患者只是控制房颤心室率，需给予抗凝治疗。因为该患者 CHADS2 评分低（CHADS2 评分 1 分，因为他只有高血压一个危险因素），可给予阿司匹林抗凝治疗。■

男性患者，27 岁，于数周前突发心悸，夜间睡眠时自觉心跳不规则。患者否认相关的症状，日间一般无发作。患者情绪不佳难以入睡，但患者症状发作时并不影响睡眠。

患者活动自如不受限，饮食上无变化，未摄入咖啡因或巧克力之类的食物，近期未服用新药物，外科手术史不明确，无心血管疾病家族史。体格检查未见异常，心电图如图所示。

根据心电图检查，引起患者症状的原因是什么？
为明确诊断，该患者还需做哪些检查？

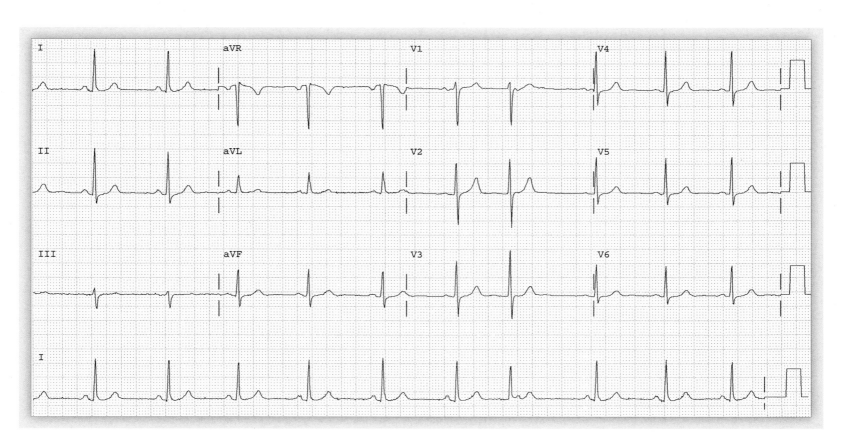

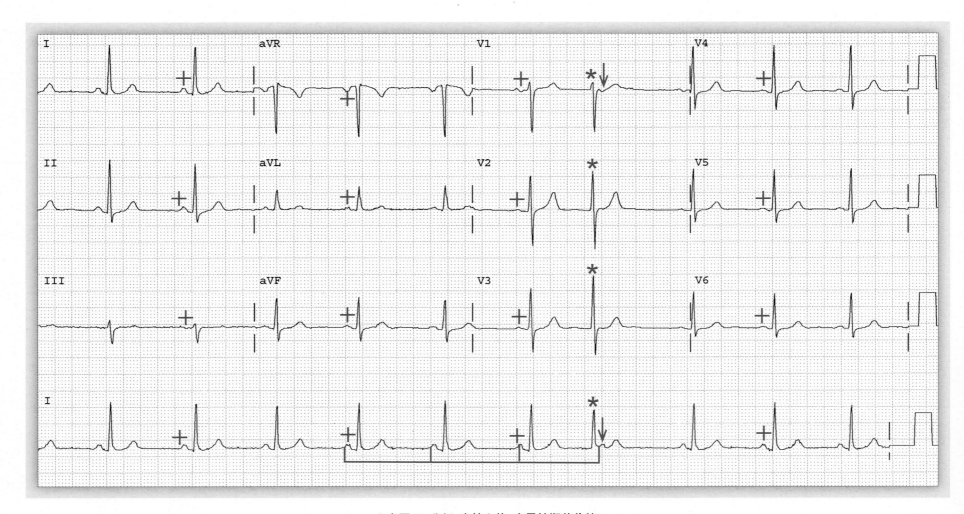

心电图 30 分析：**窦性心律，交界性期前收缩。**

心电图示律齐,心率 62 次 / 分。QRS 波群时限(0.08s)、形态、心电轴均正常(QRS 在 I、aVF 导联主波向上)。QT/QTc 间期正常。在每个 QRS 波之前 P 波(+)均为窦性 P 波(在 I、II、aVF、V₅~V₆ 导联主波向上),PR 间期恒定,为 0.16s。因此该心电图所示为窦性心律。如图所示,心电图观察到提前出现的 QRS 波,其形态与正常的窦性 QRS 波一致,但是在 QRS 波之前无窦性 P 波。心电图提示为房室交界区期前收缩。P 波紧跟随提前出现的 QRS 波之后。该箭头所示的 P 波刚好出现在窦性 P 波上,它们的 PP 间距相等。

提前出现的 QRS 波其形态与窦性 QRS 波相似,但其前无窦性 P 波,可确定为房室交界性期前收缩。在提前出现的 QRS 波后可能紧随一个 P 波或无 P 波。如果在期前收缩的 QRS 波后出现一个倒置的 P 波,该 P 波与前一个窦性 P 波的间距小于正常的窦性 PP 间距,这被称为逆行 P 波,这取决于房室传导的速度。

如果出现数个交界性期前收缩波,其 RP 间期恒定,紧随期前收缩波之后的可能为窦性 P 波。在这种情况下,PP 间期是恒定的,QRS 波前 P 波形态是一致的(I、II、aVF、V₄~V₆ 导联 P 波是直立的),即 QRS 波群后的 P 波为窦性 P 波。

心悸是非特异性症状,它可能有很多心源性或非心源性因素(传导异常或心律不齐较常见),心悸常是心源性因素引起,可能也受环境因素的影响,如咖啡因或一些刺激物、药物毒性(如洋地黄),或潜在的甲状腺疾病,或心脏存在严重的病理性损伤如严重的心律失常、心脏传导系统疾病或心肌病(缺血性或非缺血性)。本病例中,患者较年轻,系统回顾未见异常,引起心悸的原因可能为交界性期前收缩。失眠、多言好动、室上性心律失常可能是甲状腺功能亢进引起的,所以我们应该进一步评估甲状腺功能。■

女性患者，72 岁，于两周前自觉有心脏漏跳感。追溯病史，患者回忆说在该症状出现之前数天曾服用降压药物。回顾症状，患者在数周前夜尿增多。体格检查：脉律不规则，未见其他显著异常。心电图如下所示。

引起患者症状的原因是什么？
可能的病因学是什么？
需要哪些治疗？

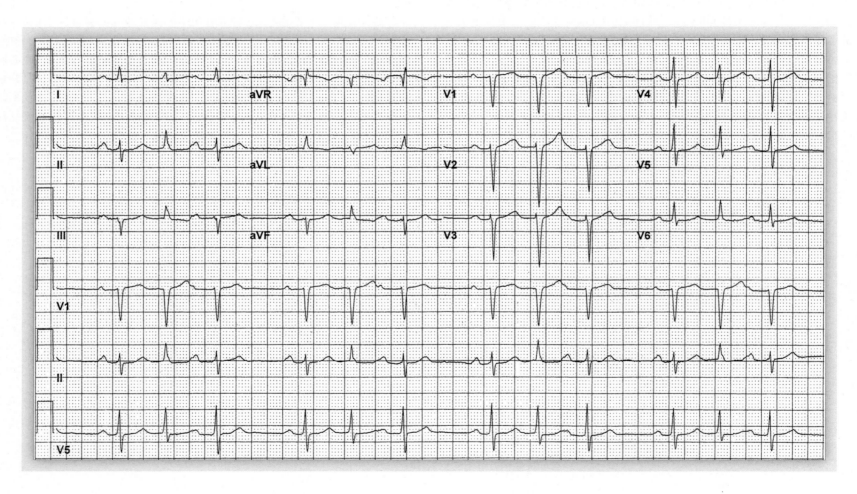

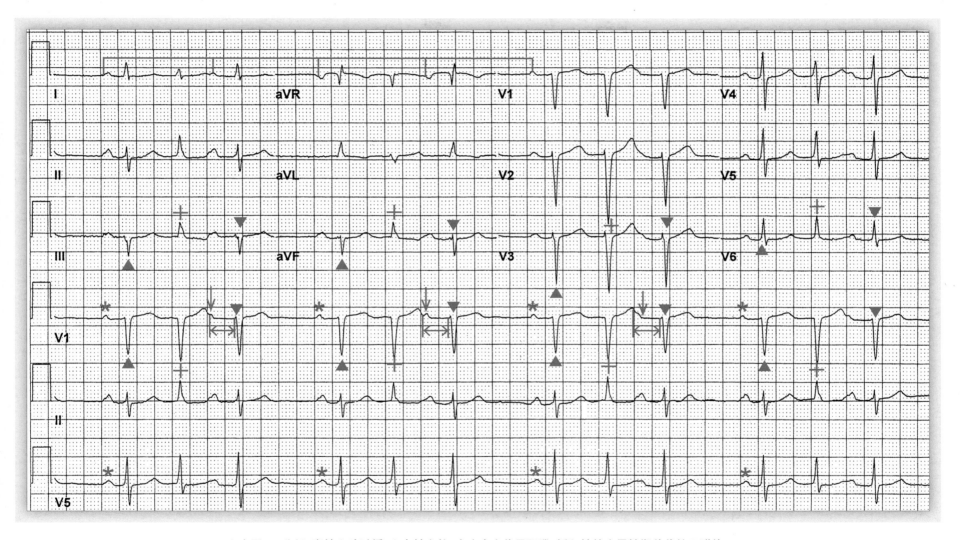

心电图 31 分析：**窦性心动过缓，心电轴左偏，Ⅰ度房室传导阻滞，插入性的交界性期前收缩三联律。**

图中有规律出现的不规则节律；这三组 QRS 波群交替出现。在标有▲的 QRS 波群中均含有一个 P 波(*)，其 PR 间期延长为 0.26s。P 波在Ⅰ、Ⅱ、aVF、V₄~V₆ 导联是直立的。心电图所示为窦性心律、Ⅰ度房室传导阻滞，QRS 波时限正常约为 0.10s，心电轴左偏约 –30°（在Ⅰ导联直立，aVF 导联倒置）。标有"+"的 QRS 波群时限相等为 0.10s，并且形态一致。心电轴正常在 0°~+90°（QRS 波在Ⅰ、Ⅱ、aVF 导联直立）。此外标有"+"的这部分 QRS 波群与第 1 个和第 3 个 QRS 波相比振幅不同，如 V₁~V₅ 中所示。在它们之前无 P 波。因此它们属于交界性期前收缩。紧跟随早搏之后的 QRS 波(▼所示)和第 1 个 QRS 波形态相同。在这些波群之前可看到 P 波，其 PP 间期恒定。在第 1 个 QRS 波之前出现的 P 波与窦性 P 波形态、电轴均一致。在三联律中的第 3 个 QRS 波群为窦性的 QRS 波。因此为窦性心律，心率为 50 次/分。然而标有"↔"的 PR 间期较第 1 个 PR 间期延长，时限为 0.30s，这可能是逆向

性隐匿性传导的结果，它常发生于交界性早搏后导致的部分逆性激动、房室结的去极化、房室结不应期延长等情况。因此随后的窦性冲动可通过房室结传导，由于交界性早搏引起的部分去极化导致传导速率减慢。三个波群中一个为交界性早搏，因此为交界性早搏三联律。此外，交界性早搏并未引起停搏或 PP 间期的改变，因此被称为插入性交界性期前收缩。我们注意到交界性早搏的 QRS 波的电轴和振幅与窦性节律下传的 QRS 波并不相同，这是因为异位冲动沿希氏束传导而心房引起的激动沿房室结传导，QT/QTC 时限正常（440/400ms）。

交界性期前收缩可能由很多潜在的因素引起。它类似于房性期前收缩，尽管它们可能与电解质异常、洋地黄毒性、心肌病（缺血性或其他原因引起的）或甲状腺功能不全有关，但多为特发性。本案例中患者曾服用降压药，或许与利尿剂引起的低钾血症有关。■

男性患者，57 岁，既往有陈旧性心梗和阵发性房颤。体格检查：一般情况可，未诉不适。心脏听诊心律不规则。给予患者行心电图检查，如 32A 所示，数分钟后再行心电图检查，如心电图 32B 所示。

心电图 32A

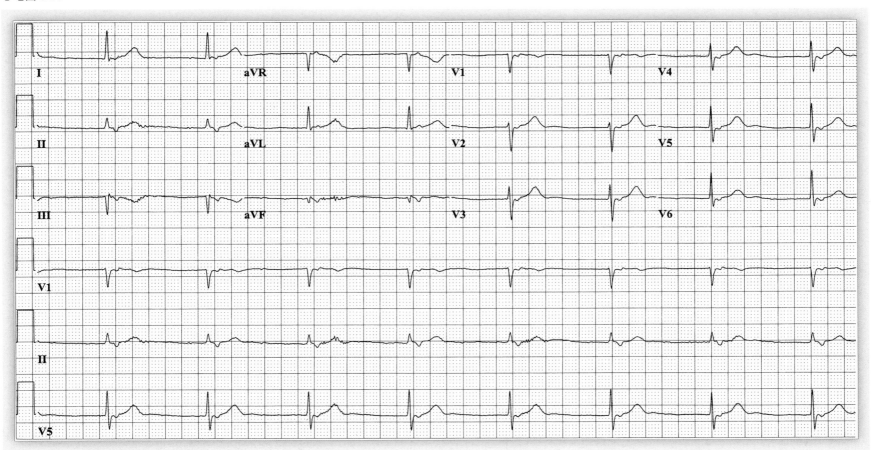

在心电图 32A 中有何异常?

在心电图 32B 中所示是什么节律?

如何解释心电图?

心电图 32B

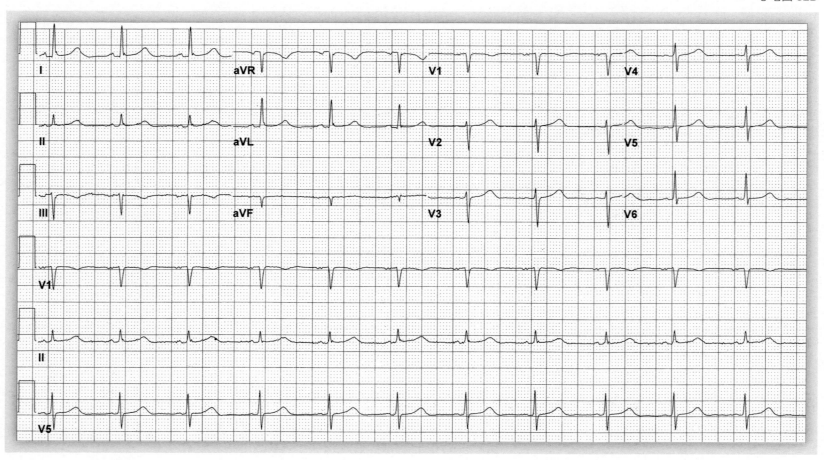

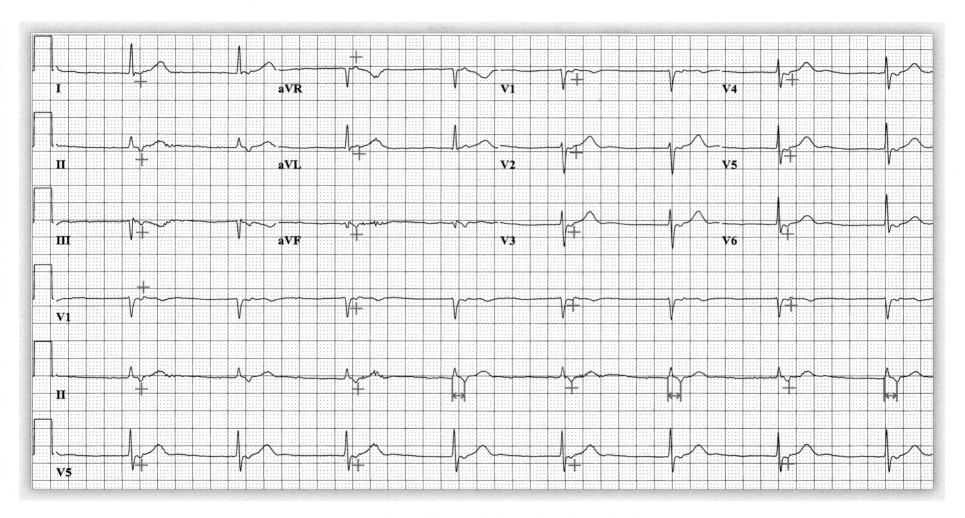

心电图 32A 分析：交界性心律，逆行传导，逆行 P 波，心电轴左偏。

心电图 32A 所示节律整齐，心率 50 次/分。QRS 波时限正常（0.08s），心电轴左偏 0°～-30°。QRS 波群在 Ⅰ、Ⅱ 导联直立，在 aVF 导联倒置。QT/QTC 间期正常（470/420ms），QRS 波前无 P 波，因此诊断为交界性心律。在大部分导联 T 波之前的 ST 段是下斜型压低的，并且可以辨认出 P 波，即倒置的 P 波，且 RP 间期恒定（0.12s），因此，它是由于来源于交界区的电活动通过房室逆向激动心房所致。

基于听诊结果，这个患者可能开始时是房颤律，继而突然终止转变为规则节律。本病例中，心脏听诊时节律是不规则的，而心电图所示的节律是规整的。阵发性房颤的患者，终止心律失常时应恢复窦性心律，然而我们发现这个患者的心电图并无房颤波，且节律正常，因此患者房颤并不是持续存在的。此外，窦性 P 波的缺失提示房颤虽自行终止，但窦房结的自律性尚未恢复。因此，可能存在窦性停搏和交界性逸搏，这可能是窦房结功能障碍或病态窦房结综合征的表现。本病例中，患者房室结功能正常，然而如果同时存在房室结传导障碍，逸搏何时出现可能与心脏停搏的时间有关。

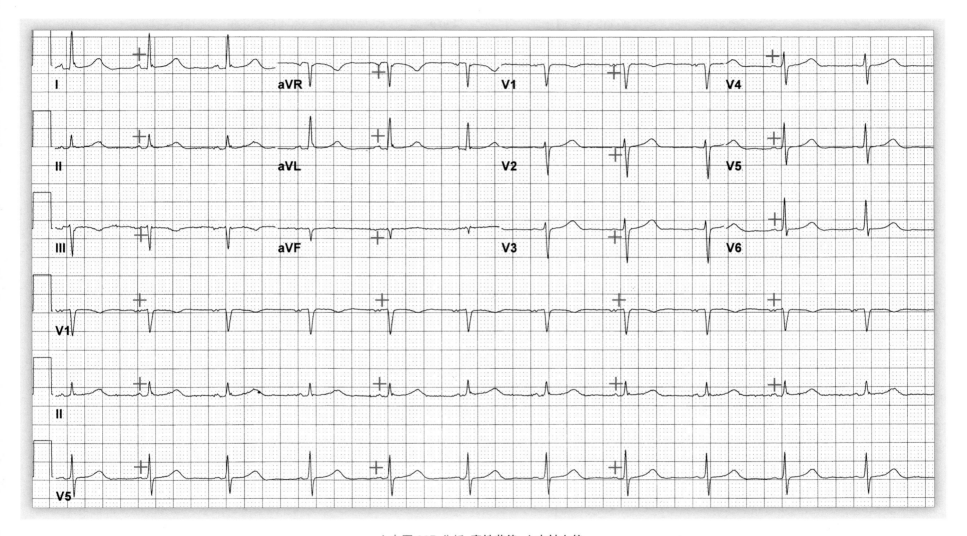

心电图 32B 分析:窦性节律,心电轴左偏。

心电图 32B 所示节律正常,心率 70 次 / 分。在每个 QRS 波前都均有 P 波,它们在 Ⅰ、Ⅱ、aVF 和 V₄~V₆ 导联中直立。因此这是一个窦性心律。QRS 波群时限、形态、电轴与 32A 中所见一致。QT/QTc 间期正常。因为图中所示为窦性心律,所以无逆行 P 波,反应窦房结兴奋性已恢复。∎

男性患者，57 岁,因意识丧失数秒送入急诊科。患者意识自行恢复,诉左肩部疼痛。数年前曾植入起搏器,心率控制在 60 次 / 分。胸片提示起搏器有 2 个导线（位于右房和右室）。心电图如图所示。

根据患者的病史描述、心电图、胸片等检查,可推测患者意识丧失的原因是什么?

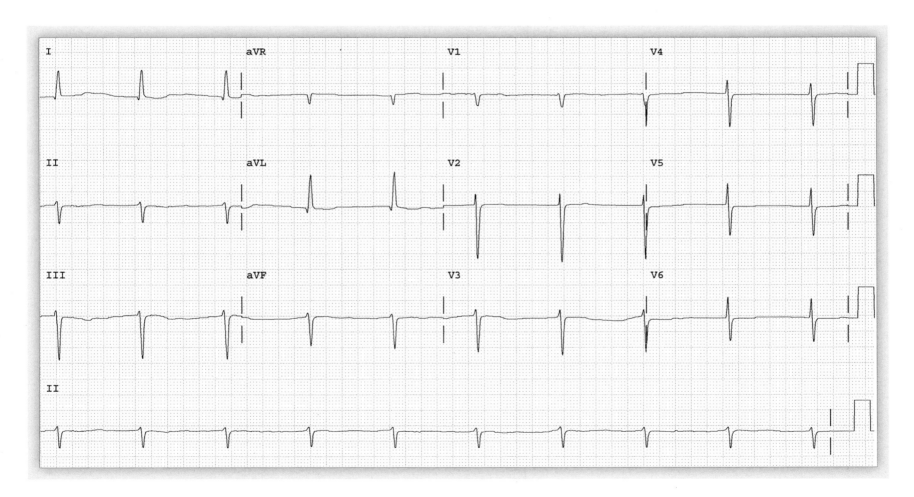

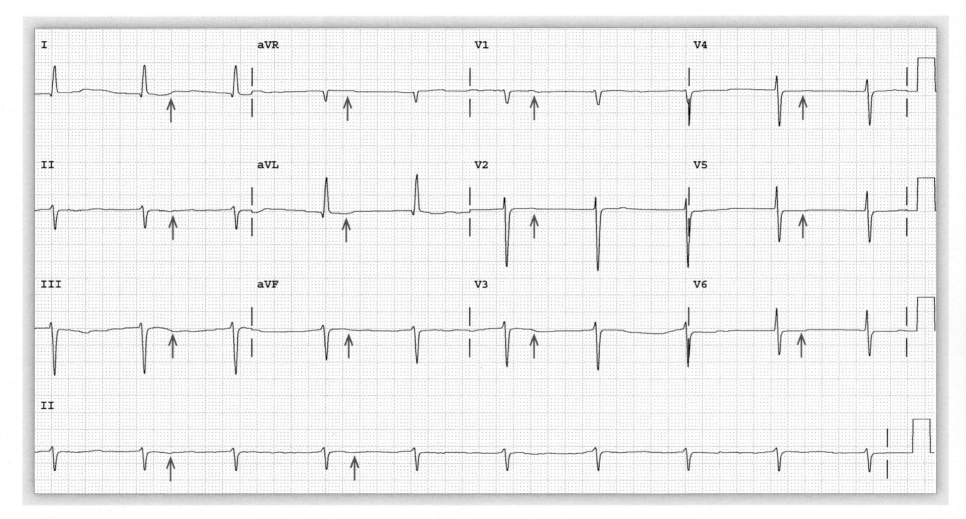

心电图 33 分析：交界性心律，左前分支传导阻滞，顺钟向转位，非特异性 ST-T 异常改变。

心电图示为规律的窄 QRS 波，心率 58 次 / 分。在 QRS 波前无窦性 P 波，诊断为交界性心律。RQS 波群形态、时限正常（0.08s），在 V_1~V_3 导联递增不良、过度延迟（即心脏的顺钟向转位）。自心尖部朝心底部方向观察，右心室向左移，位置靠前。左心室则相应地被转向后，靠近左侧。随着心脏顺钟向转位，由于左室的电活动被动转向后，右室向左移，使得左心室的波形在胸导联上出现较晚。

心电轴明显左偏，在 -30° ~ -90°。QRS 波在 I 导联直立，在 II、aVF 导联倒置，并呈 rS 波，这是左前分支传导阻滞的表现，此外 T 波广泛低平，QT/QTc 正常（460/450ms）。

患者可能因窦性停搏或病窦综合征而植入起搏器。心电图提示为交界性心律且无心房活动，根据患者的症状，结合既往病史，我们推测为交界性心动过缓，患者晕厥可能是起搏器功能障碍所导致，在做此心电图时患者的心率可能已经恢复。

胸片提示患者植入的是双腔起搏器，导线分别埋入右房和右室。根据起搏器电活动的丧失及心电图上 P 波的缺如，可推测起搏器的 2 个电极导线均出现了问题。如果心房端的导线断裂，心率减慢将导致心室起搏，可以防止晕厥的发生。如果位于心室的电极导线断裂，且有房室传导功能障碍，我们可在心电图上看到心房起搏产生的 P 波，但是患者会发生心脏停搏，直到心室恢复兴奋性。如果房室传导功能正常的话，患者可能无任何症状。事实上并没有相关依据表明是脉冲发生器受损还是起搏电极从原处脱落或断裂。■

病例 34

女性患者，62岁，1天前行冠脉搭桥术。既往心电图诊断 I 度房室传导阻滞。复查心电图如下，心内科医生认为可以拔除临时起搏器。心胸外科医生认为还不能证明患者房室传导功能是否完好。

根据心电图表现，你同意谁的观点？

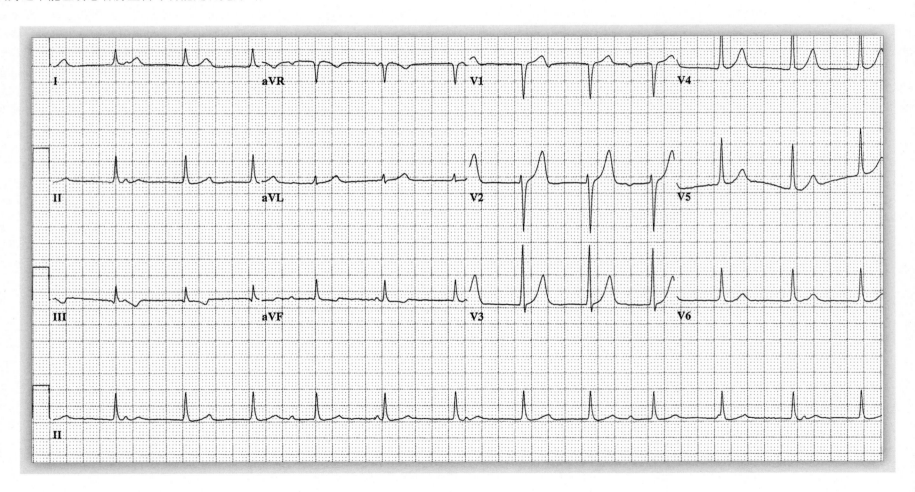

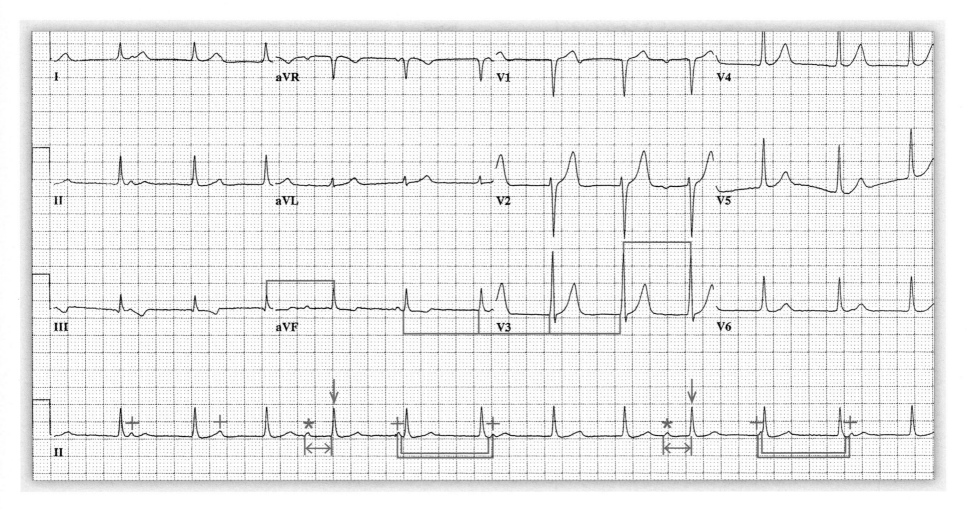

心电图 34 分析：窦性心动过缓伴加速性交界性心律，Ⅰ度房室传导阻滞。

心电图示节律正常（RR 间期 0.84s），而第 4 个和第 9 个 QRS 波出现的时间轻微提前（RR 间期 0.72s），这些 QRS 波之前均存在 P 波（*）且 PR 间期恒定（0.32s）。其他的 PR 间期是变化的，与 QRS 波群关系不密切。有些 QRS 波群无相关的 P 波，有的 QRS 波群，P 波在其前或其后（+）。因此可能存在房室分离。在 I、II、aVF、$V_4 \sim V_6$ 导联 P 波直立，因此可能为潜在的窦性心律。我们发现窦性心率为 58 次 / 分，而 QRS 波的频率为 72 次 / 分。QT/QTc 正常（360/390ms）。由于心房率慢于心室率，低位起搏点兴奋性增加，QRS 波形态、时限（0.08s）、电轴均正常（I、aVF 导联直立），因此为交界性心律，该心电图诊断为窦性心动过缓合并房室分离、加速性交界性心律。这两个提早出现的 QRS 波群有相同的 PR 间期，这是来源于窦房结的电冲动下传到心室所致，考虑为心室夺获。

对于房室分离有两种情况，第一种是完全性房室传导阻滞，在这种情况下，心房率快于心室率，而 QRS 波是属于逸搏节律。这种逸搏节律可能为交界性或室性心律，可根据 QRS 波的形态进行辨认。

第二种情况是低位起搏点频率加快，可能是交界区或是心室。这种情况下心房率慢于心室率，而房室传导功能正常，低位频率较慢的起搏点频率增快并超过窦房结的频率，由于房室传导功能完好，来源于窦房结的电冲动能够下传到心室，所以可以在心电图观察到心室夺获现象。■

女性患者，32 岁，因焦虑而就诊。患者诉数周前自觉焦虑、出汗、心慌。既往无焦虑病史，2~3 天前患者频繁腹泻。医生在触诊患者桡动脉后立即行心电图检查（如 35A 所示）。体格检查：体温为 101.4°F（约 38.6℃），心率 130 次/分，面部大汗。该患者被立即送到急诊科。

心电图 35A

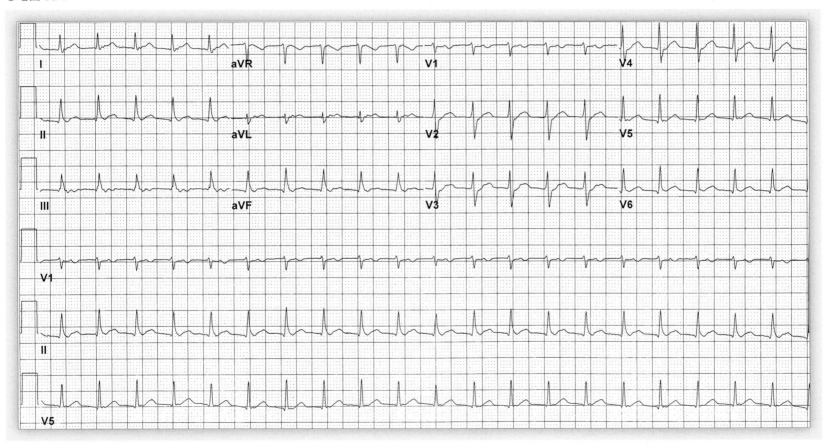

当患者到达急诊科时,给予静脉注射 β 受体阻滞剂,之后复查心电图(如 35B 所示)。

心电图 35A 所示有何异常?

在经过治疗后,通过心电图 35B 所示,临床诊断是什么?

如何进一步检查?

基于我们的诊断以及病史依据,应给予何种治疗?

心电图 35B

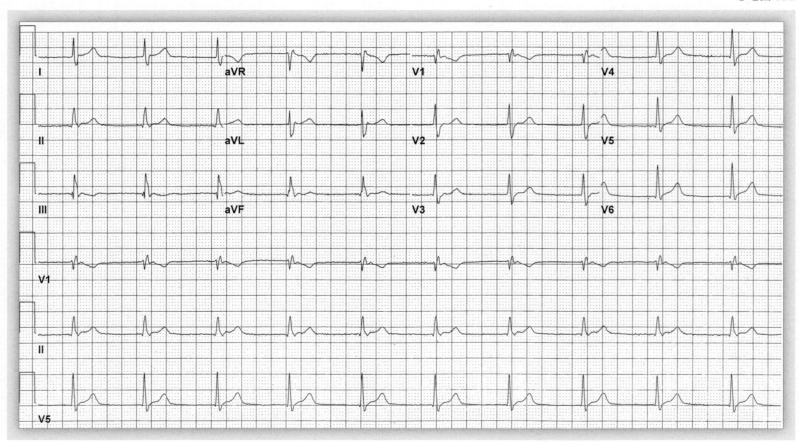

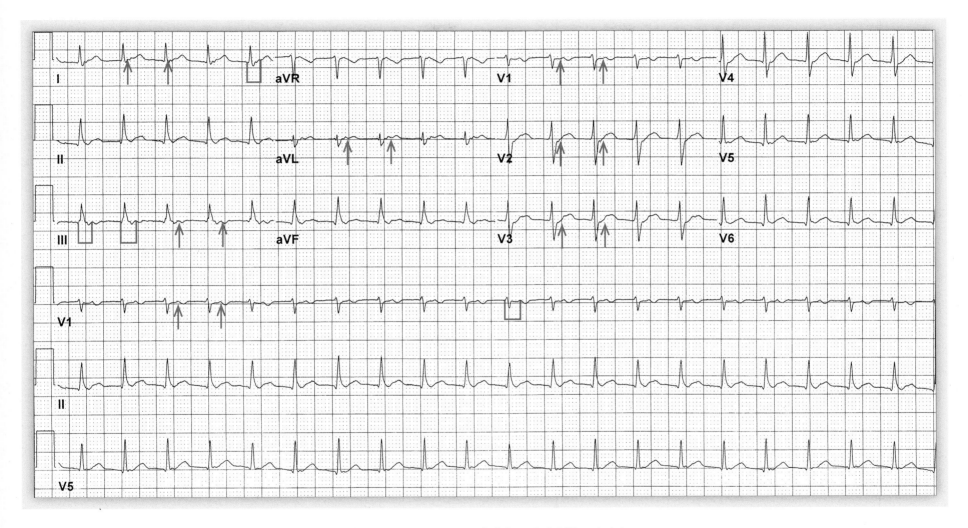

心电图 35A 分析:短 RP 心动过速,异位交界性心动过速。

心电图 35A 所示心律齐，心率 130 次 / 分。QRS 波群形态、时限正常（0.08s），QT/QTc 正常（300/400ms）额面心电轴正常，在 0°～+90°（QRS 波在 I、aVF 导联直立）。QRS 波前无相关 P 波，然而在 QRS 波末端，ST 段内可见 P 波（如箭头所示）。在 I、III、aVL 和 V$_1$ 导联中最易看到，RP 间期缩短，为 0.16s。

心电图诊断为短 RP 心动过速，包括一些潜在的病因，包括：

- 窦性心动过速伴长 PR 间期
- 房扑伴 2：1 房室传导阻滞
- 异位交界性心动过速（有逆行 P 波）
- 房性心动过速

- A 房室折返性心动过速（AVRT）（发生在预激综合征时）
- 典型的（慢快型）房室结折返性心动过速（AVNRT）。

短 RP 心动过速是房室结折返性心动过速中的一种罕见类型即慢 - 慢型。常见的机制为房室结双径路（慢径路即传导慢，但不应期短；快径路即传导快但不应期长），经典的 AVNRT 是通过慢径路前向传导至心室，通过快径路逆向激动心房。当折返激动的前传激动与逆传速度一致时，因此 P 波可与 QRS 波融合，或在 QRS 波前或 QRS 波后。然而如果快径路传导速度相对较慢，那么这个传导通路即为慢 - 慢型。这种情况下心房激动相对延迟，心电图上出现短 RP 间期。

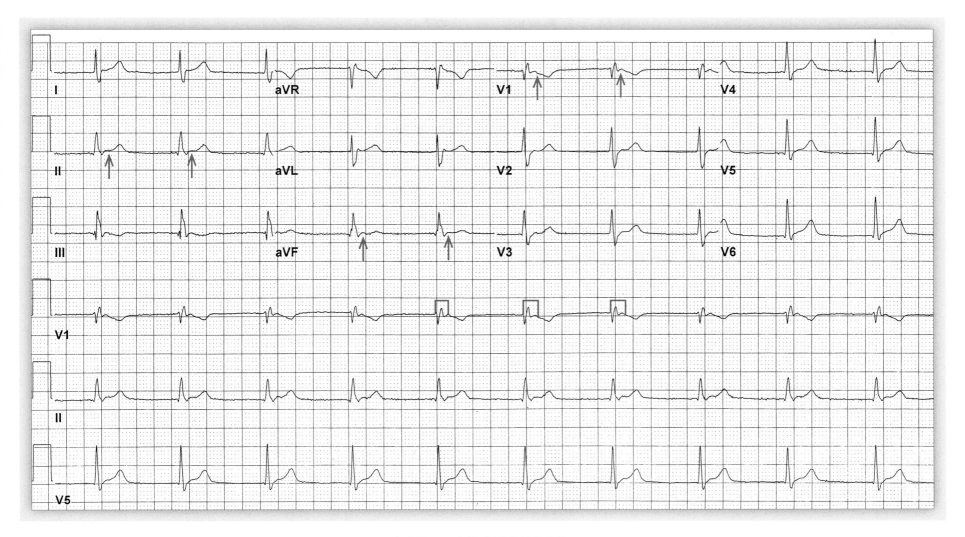

心电图 35B 分析：异位交界性心律。

在心电图 35B 所示心律齐,心率 62 次 / 分。心电图形态、时限、电轴并与心电图 35A 相似,QT/QTc 正常(400/410m/s)。QRS 波前无 P 波,但在 QRS 波后有心房电活动,尤其在 Ⅱ、aVF、Ⅵ 导联中明显。RP 间期恒定,与图 35A 相同(0.16s),因此为异位交界性心律。由于交感神经兴奋,心率超过 100 次 / 分时,称为异位交界性心动过速,因此心电图 35A 为交界性心动过速。在这两份心电图中,QRS 波形态相同、均存在逆向 P 波、RP 间期亦相同,唯一不同的是心率频率。

该患者为典型的甲亢,其最常见的心律失常为室上性心动过速,尤其是心房颤动,测定血清中促甲状腺素有助于诊断。静脉给予 β 受体阻滞剂继而口服给药对于控制心动过速和甲亢症状都是不错的治疗方案。β 受体阻滞剂可用于甲亢引起的心律失常,因为此种心律失常是交感神经兴奋性增加导致的。地高辛可用于难治性心律失常,但是需要严格控制剂量,而甲亢相关的心律失常往往需要较高剂量的地高辛;对乙酰氨基酚或阿司匹林可用于控制体温;硫脲类药物通过抑制甲状腺激素的产生而达到治疗目的,进一步的治疗还取决于潜在的病因。∎

男性患者，18 岁，因胸部间断颤动 1 天来急诊就诊，症状呈突发突止，持续几分钟至 1 小时可自行缓解。患者自诉上述症状近期进行性加重且发作时间逐渐延长。心电监护提示心率 140 次 / 分。心电图 36A 如下。

心电图 36A

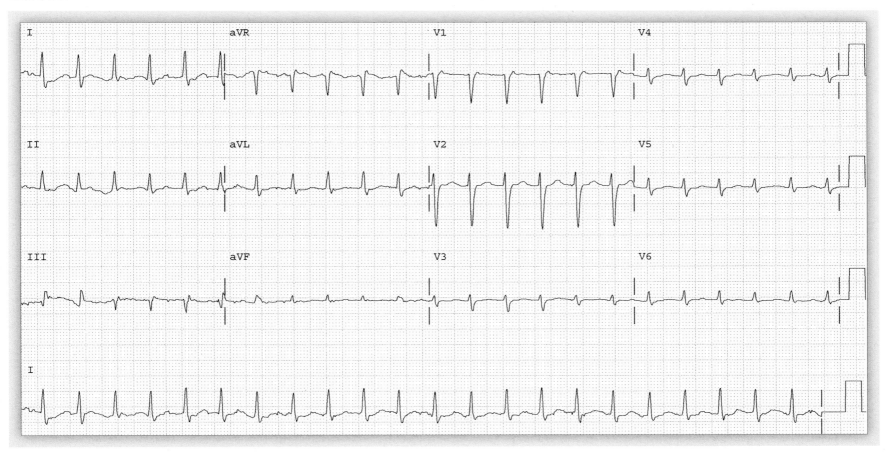

几分钟后患者心率突然减慢至 78 次 / 分，行心电图检查如下（36B）。

心电图 36A 有无异常？
比较两张心电图，如何进行诊断？
其发病机制是什么？

心电图 36B

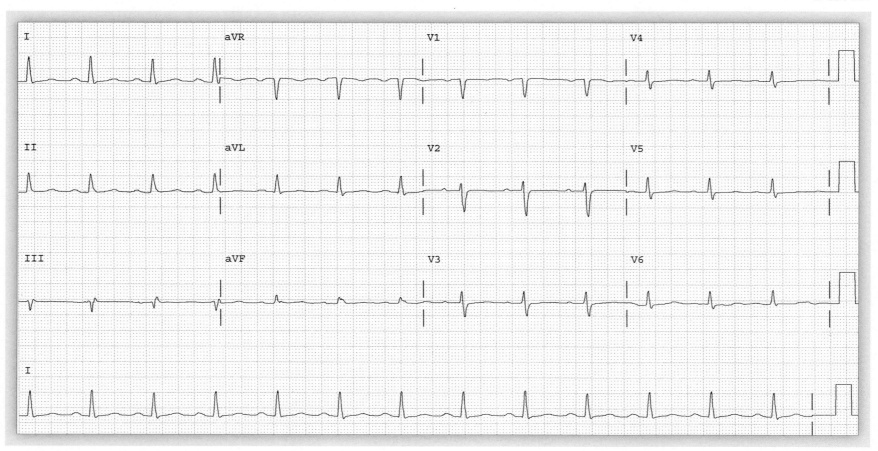

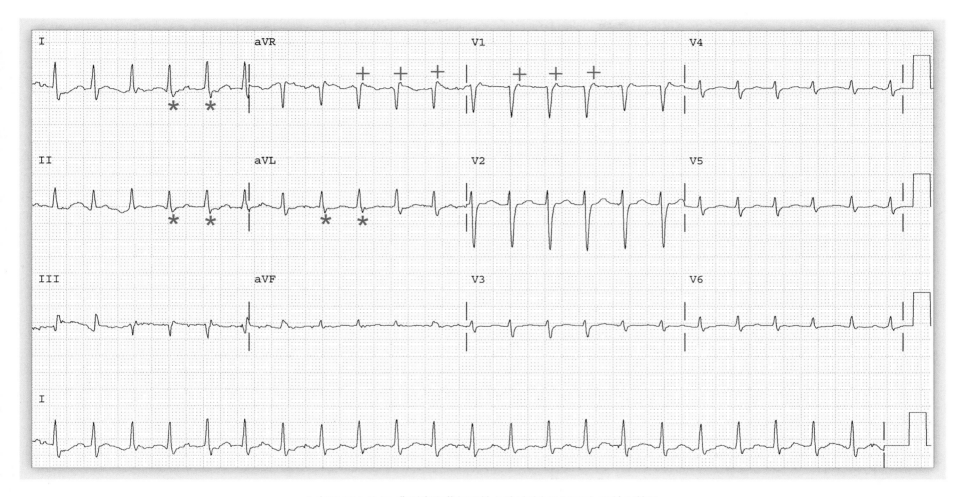

心电图 36A 分析:**典型房室节折返性心动过速(AVNRT),顺钟向转位。**

心电图 36A 节律规则，心律 140 次 / 分。QRS 波群间期（0.08s）、形态正常。QT / QTc 间期正常（300 / 450ms），电轴正常，在 0°～＋90°（QRS 波在 I 和 aVF 导联）。心电图未发现与 ORS 波相关的 P 波。在 QRS 波群的末端部分，可发现轻微的异常叠加，特别是在 aVR 和 V₁ 导联，类似于 R 波（＋），同样在 I、II 和 aVL 导联可发现小 S 波（*）。这些异常的波形可能受到心房电活动的影响，可以通过与正常心电图相比来进行辨识。

QRS 波前后均无明显 P 波，所以这种规律的窄 QRS 波室上性心动过速最可能的病因是房室结折返性心动过速（AVNRT，即慢快径路）。AVNRT 的定义是存在规律的室上性心动过速，心率在 140～220 次 / 分，QRS 波前后无任何清晰可见的 P 波。P 波也可能埋藏在 QRS 波终末（逆传时），出现 R′波或类似 S 波。

房室结折返性心动过速是一种交界性心动过速。然而，与异位交界性心动过速相比，房室结折返性心动过速的机制是折返——双径路途径。其中慢通道传导速度缓慢，但不应期短，快通道传导速度较快，但不应期长。快慢双通路形成折返通道，由心房肌近端和远端连接在希氏束。窦性节律的冲动是通过快通道传导到心室，如果有一个心房早搏波出现，而快通道正处于不应期，则冲动会通过慢通道传导到心室，如果脉冲到达末端时，快通道恰好完全复极，脉冲通过快通道逆向激动心房组织，同时顺向激活心室组织。如果逆行冲动在慢通道恢复后到达，它可能进入慢通道再次顺行进行。如果这一过程持续进行（顺行通过慢通道并逆行通过快通道），就会导致房室结折返性心动过速发作。由于逆行传导至心房是通过快通道途径，所以心房激动同时或几乎同时发生顺行心室激动。因此心电图中没有明显的 P 波，因为它出现在 QRS 波之间或可能叠加在 QRS 波群的末端，呈现 R′波的形态（尤其是 V₁ 导联）或是一个终端的 S 波（特别是在肢体导联或 V₅~V₆ 导联）。这就是所谓的慢快房室节折返性心动过速，也是典型 AVNRT 的机制。

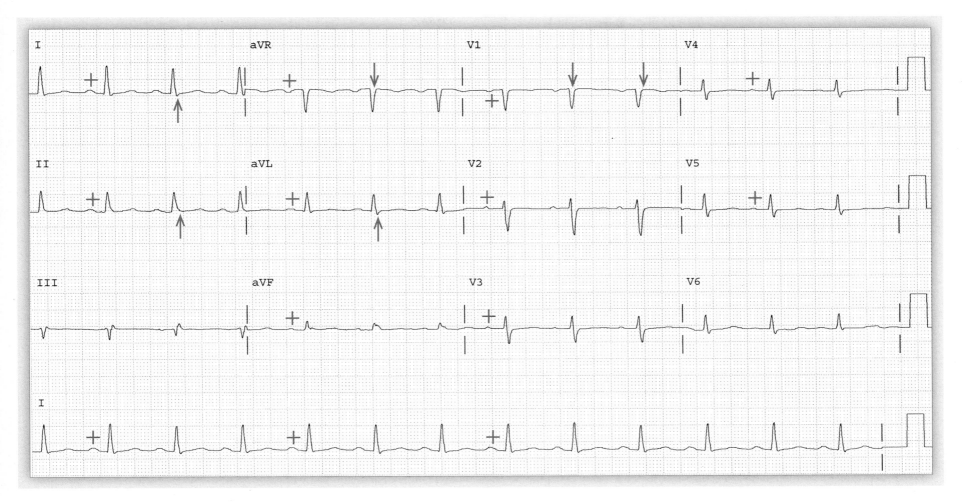

心电图 36B 分析:正常窦性心律,Ⅰ度房室传导阻滞(延长的 AV 传导)。

心电图 36B 显示是心率 78 次 / 分。QRS 波间期、形态和电轴与心电图 36A 相同，QT / QTc 间期正常（390 / 440ms）。QRS 波群之前均有 P 波（+），且 PR 间期均稳定（0.24s）。P 波在 Ⅰ、Ⅱ、aVF 和 $V_4 \sim V_6$ 导联均为正向的。因此，这是一个 Ⅰ 度房室传导阻滞或房室延迟传导的正常窦性心律。值得注意的是，窦性心律时 R′ 波在 aVR 和 V_1 导联（↓）和 S 波在导联 Ⅰ、Ⅱ 和 aVL（↑）并没有出现，证明为逆行 P 波。■

男性患者，45 岁，早起时自觉心悸频发，持续数分钟，伴有头晕，视物不清、呼吸困难、汗出，不伴胸痛，过去上述症状偶有发作，未在意。既往有陈旧性心肌梗死。体格检查：痛苦面容，脉搏快，两肺呼吸音清晰，颈静脉压正常，心脏听诊正常，未闻及异常心音。心电图如下（37A）。

心电图 37A

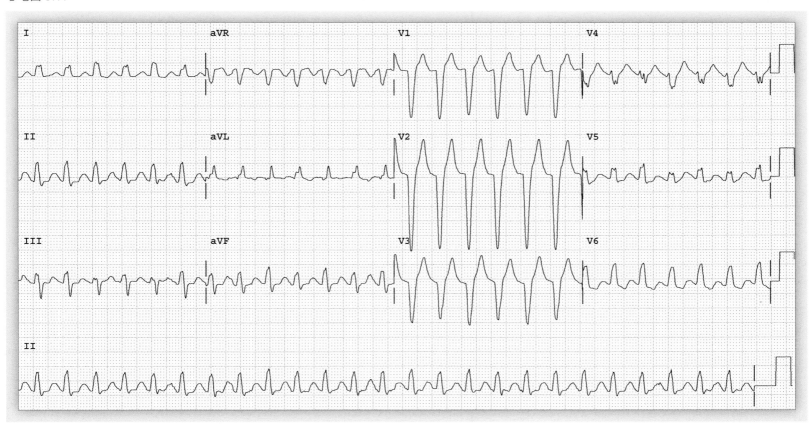

患者症状消失后，行心电图检查如下（37B）。

心电图 37A 有无异常？
鉴别诊断是什么？
对比两张心电图，该做何诊断？

心电图 37B

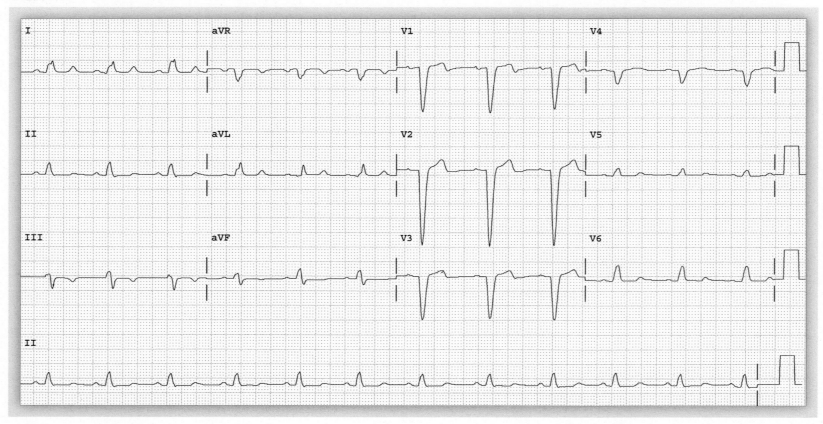

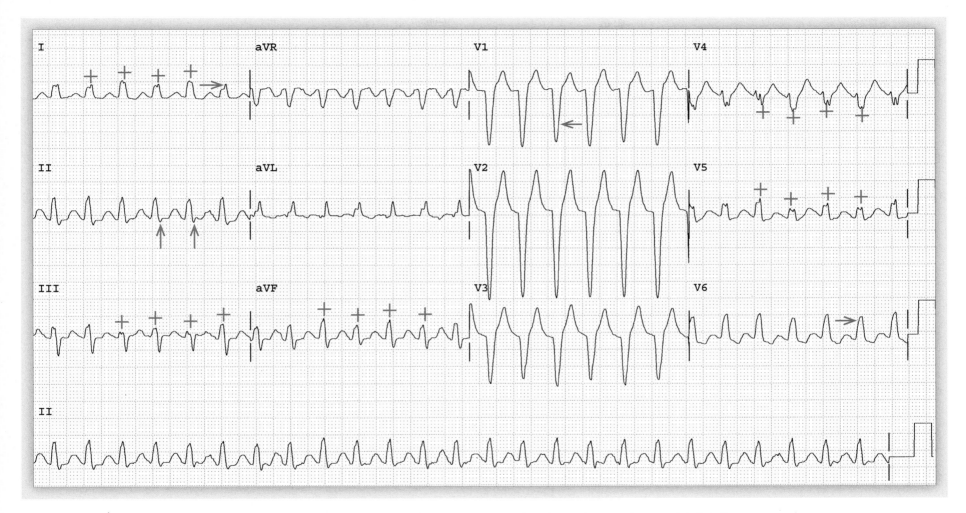

心电图 37A 分析:**房室结折返性心动过速(AVNRT),左束支传导阻滞(LBBB),QRS 波或电交替。**

心电图 37A 显示节律规则，心率 154 次 / 分。QRS 波间期增宽（0.14s）。Ⅰ 和 V$_5$~V$_6$ 导联可见 R 波增宽（→），V$_1$ 导联 QS 波（←），典型的左束支传导阻滞（LBBB）图形。QT / QTc 间期延长（300 / 480ms），心电图中没有 P 波。因此可能为非 RP 心动过速，病因可能是由于室性心动过速或室上性（交界性）心动过速。房室结折返性心动过速（AVNRT）是最常见的室上性或交界性心动过速。本案例中，在窦性节律时突然出现与频率或期前收缩相关的左束支传导阻滞图形，典型 LBBB 形态的 QRS 波群可以明确诊断为室上性心动过速。

虽然 P 波没有看到，但在 Ⅱ 导联上有一个末端的小 S 波（↑）可能为逆行 P 波。需要将心律失常发作时 QRS 波群形态与窦性心律时 QRS 波形态进行比较，进而判定是否为逆行 P 波。

此外，还有 QRS 波振幅变化节奏的证据（+），称为 QRS 波（电）交替，这最主要表现在 Ⅰ、Ⅲ、aVF、V$_4$、V$_5$ 导联，虽然通常认为它是心脏填塞的标志。除了室性心动过速，QRS 波电交替现象可以在任何快速室上性心动过速中观察到。心律增快引起除极－复极周期加快进而改变心肌细胞胞内钙离子浓度变化，可以导致心脏电轴和 QRS 波振幅的微妙变化。T 波电交替也同样常见。在室上性心动过速中，QRS 波群的改变反映心室细胞的变化而不是心房细胞，因此，电交替主要表现在 QRS 波。只有在心包填塞时才可以观察到 P 波电交替现象。在这种情况下，电活动就会在所有的心电波形上出现变更（QRS 波，T 波，P 波）。

电活动或其他原因引起的 QRS 波电交替，同样也是钙流量变化的结果，包括急性心肌梗死、心力衰竭、严重的心肌病。

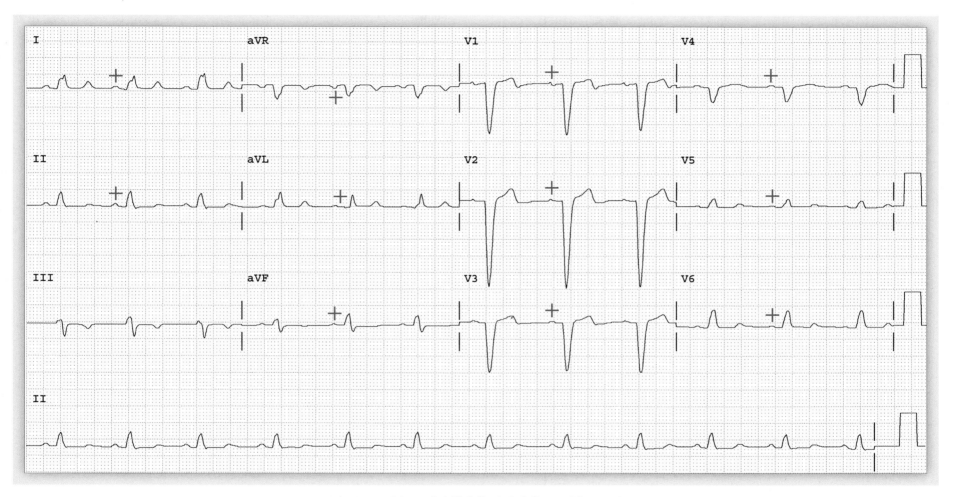

心电图 37B 分析:正常窦性节律,左束支传导阻滞(LBBB)。

在心电图 37B,节律规则,心率 70 次 / 分。QRS 波群有 LBBB 形态与心电图 37A QRS 波形态相同。这证实了心电图 37A 是阵发性室上性心动过速。QT / QTc 间期正常（420 / 450ms,校正后延长 QRS 波的时间 360 / 390ms）。在每个 QRS 波之前均有 P 波(+),且 PR 间期恒定（0.18s）。P 波在 I、II、aVF 和 V$_4$~V$_6$ 导联是直立的,这是一个正常的窦性节律。心电图 37B 与 37A 中都可以观察到 LBBB 图形；因此,这是一个基本的左束支传导阻滞合并房室结折返性心动过速。另外,II 导联的小 S 波仅在心动过速时出现,证实小 S 波实质为逆行 P 波。■

一名 18 岁男子因为行为不检被逮捕后被带到急诊。据他的朋友说,该男子吞下了一个药片状的未知非法毒品。不久之后,他变得烦躁和狂暴。在心电监护上,护士注意到他心率突然增加。

心电监护提示何种节律异常?
这个心电图可能的诊断是什么?

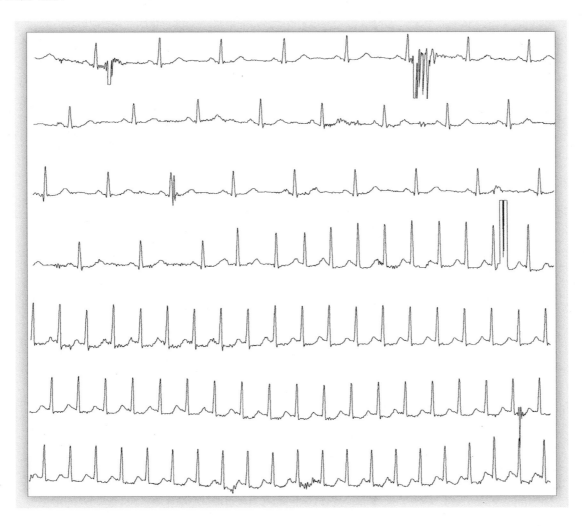

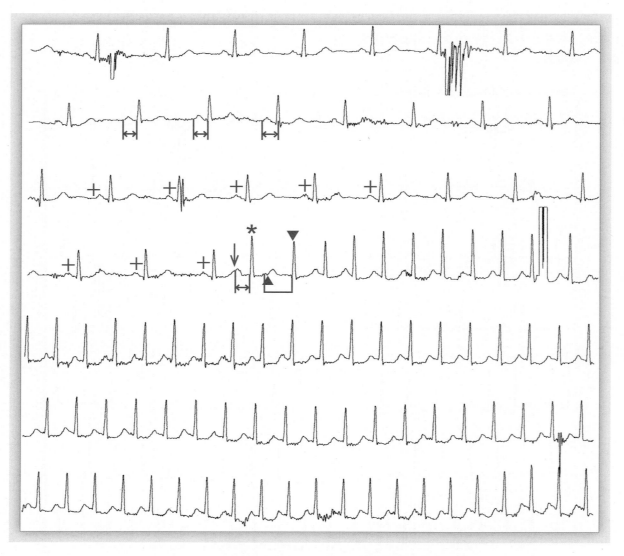

心电图 38 分析:**窦性心律,房性早搏,房室结折返性心动过速。**

节律最初显示心率为 72 次 / 分。在每个 QRS 波之前均有 P 波（+）且 PR 间期（↔）恒定（0.16s）。第 4 行的第 4 个 QRS 波（*）提早出现，跟在早期出现的 P 波后面（↓），可以观察到 P 波叠加在 T 波之上，影响了 T 波形态。PR 间期（↔）在心房早搏波与正常窦性节律波相同。第 5 个 QRS 波也过早出现（▼）跟在前面的 P 波后面，这是造成 ST 段波形顿挫的原因。第 5 个 QRS 波之前，PR 间期较长（⊔）（0.38s）。第二个房早后心率的 168 次的阵发性室上性心动过速。心动过速的 QRS 波与窦性节律波一样，在 QRS 波之前或之后均没有 P 波。因此，心电图为非 RP 心动过速，其中最常见的病因是房室结折返性心动过速（AVNRT），是由心房早搏波伴长 PR 间期启动。

房室结折返性心动过速的机制是房室结双通路折返。一个途径传导缓慢（慢径路）但不应期较短（恢复快），而另一路径传导较快（快速通道）但不应期较长（恢复更慢）。这些双通路形成一个电路，连接近端心房肌和远端的希氏束。窦性节律的冲动是通过快速通道传导到心室，而缓慢的途径是无效的。如果有一个心房早搏波恰好出现在快速通路尚未恢复时，那这种过早的冲动传导就会通过不应期短的慢径路，从而表现为长 PR 间期。如果脉冲达到快速通道的远端后快速通道已恢复，它沿逆行方向通过快速通路逆行激活心房。同时有心室顺行激活。如果逆行冲动到达慢径时已恢复，它可能进入慢通道再次进行。如果这个过程继续下去（顺行通过慢径和逆行通过快速通道），这就导致了房室结折返性心动过速的产生。由于传导至心房为快速传导，心房激动同时或几乎同时发生顺行心室激动。在这种情况下没有明显的 P 波出现，因为它出现在 QRS 波群之间或可能叠加在 QRS 波群的尽头，像一个 R′ 波的形态（尤其是 V₁ 导联）或 S 波。这就是所谓的慢快型房室结折返型心动过速的机制。■

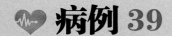
男性患者，18岁，因间断心悸就诊，心电图如下。

心电图 39A 显示了什么？

心电图 39A

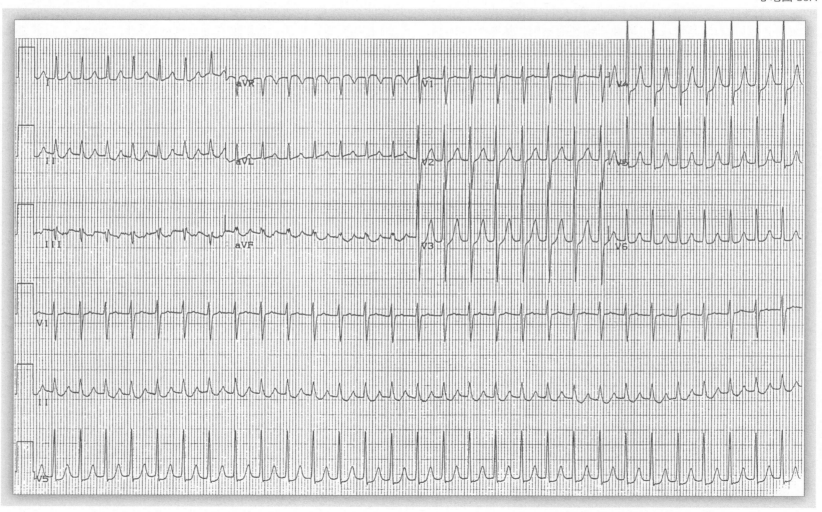

结合两张心电图,临床诊断是什么？　　　　　　　　　　需要接受何种处理？

心电图 39B

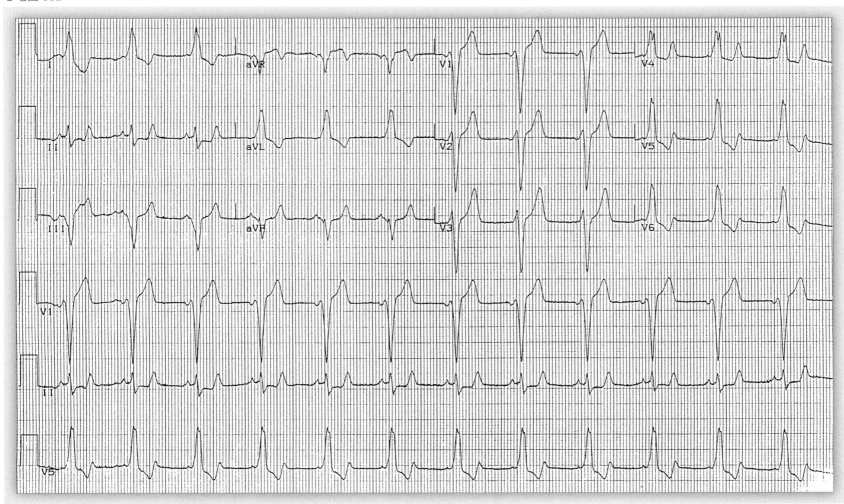

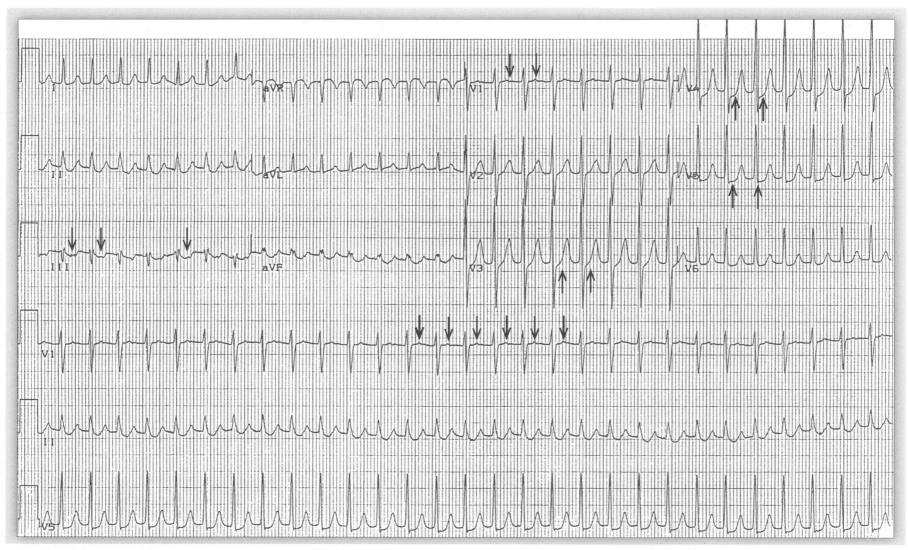

心电图 39A 分析：短 RP 性心动过速，须行的房室折返性心动过速。

心电图 39A 节律规则，心率 180 次 / 分。QRS 波间期（0.08s）、形态正常，电轴在 0°～+90°（Ⅰ 和 aVF 导联 QRS 波直立）。在 V$_3$～V$_5$ 导联有小 J 点和 ST 段呈上斜型压低（↑）。QT / QTc 间期正常（260 / 450ms）。在 QRS 波群之前未看到相关 P 波。然而，在 T 波观察到小的切迹，特别是在 Ⅲ 和 V$_1$ 导联（↓）。正常 T 波应该有一个平稳的上、下波形，所以 T 波的下凹可能为叠加的 P 波，因此，这个波形代表了 P 波。所以考虑心电图为短 RP 快速心动过速。它有许多可能的解释：

- 窦性心动过速伴一个长的 PR 间期

- 房扑伴 2∶1 房室传导阻滞（其中一个扑动波不明显）
- 异位交界性心动过速
- 房性心动过速
- AV 折返性心动过速（AVRT）
- 典型（慢快综合征）AV 结折返性心动过速（AVNRT），但有一个不寻常的变异种类称为慢 - 慢型房室节折返性心动过速。

心电图诊断为短 RP 快速心动过速，但实际的病因并不能确立。

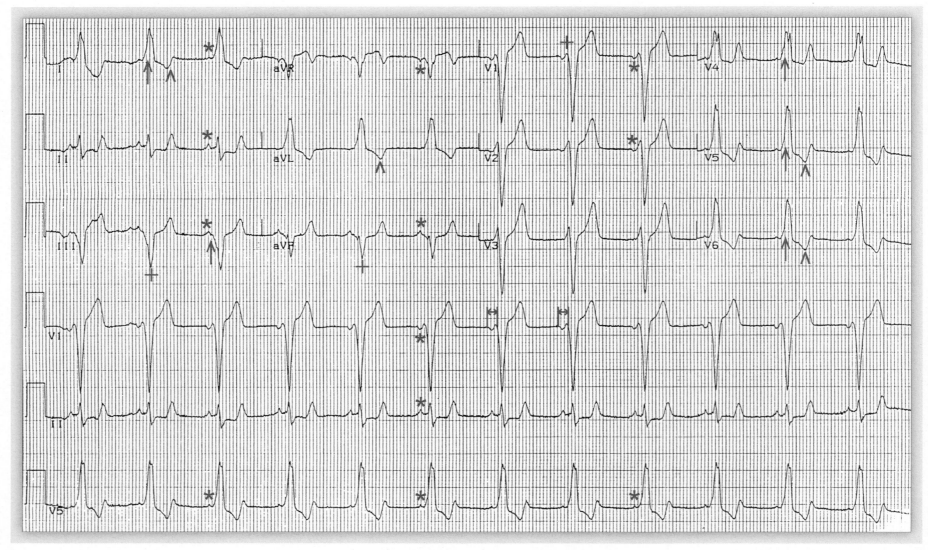

心电图 39B 分析：窦性心律，W-P-W 综合征。

心电图 39B 中，患者已经恢复窦性心律，没有任何症状。节律规则，心率 74 次 / 分。QRS 间期延长（0.14s），且 QRS 波上升支有顿挫（↑），尤其是在 Ⅰ、Ⅲ 和 V₄~V₆ 导联。这是 δ 波。δ 波是因为较早的冲动绕过房室结通过旁道直接传导至心室，产生初始缓慢且异常的心室激动。也有冲动通过正常的房室结 - 希 - 浦系统传导，这种冲动的传导稍后，将与通过旁通传导的冲动相结合。两种冲动传导途径的融合波是引起 QRS 波增宽（产生 δ 波）的原因，而 QRS 波峰较窄是冲动通过正常的希 - 浦系统传导引起。QT/QTc 间期（420/470ms）延长，但较正 QRS 间期后正常（360/400ms）。每个 QRS 波前都有一个 P 波（*），伴随短但固定的 PR 间期（0.10 s）（↔）。PR 间期缩短是预激或早期冲动通过旁道直接激动心室肌引起，这就是 W-P-W 综合征。旁道在左后间隔时类似伪下壁心肌梗死 [（Ⅲ、aVF 导联的 Q 波，V₁ 导联的 δ 向上（+）]。Ⅰ、aVL 和 V₅~V₆ 导联有 T 波（A）倒置，提示复极异常，是通过旁道传导的异常心室激动引起。重要的是，存在 W-P-W 时影响心室的异常情况不能被准确判断，因为心室的初始激动是冲动通过旁道直接激动心室肌引起，而不是通过正常的希 - 浦系统。基于此，心肌梗死图形被称为伪心肌梗死，因为直接激动心室肌时心室异常不能被准确判断。

患者没有症状时心电图即存在 W-P-W 图形，心电图 39A 短 RP 心动过速的病因为顺向型房室折返性心动过速。

顺向型房室折返性心动过速的机制是由旁路与正常房室结 - 希 - 浦系统通路相连，联合心房肌和心室肌远端共同形成固定的传导通路，其实质为大折返环。顺向型房室折返性心动过速，其传导途径为：电信号通过正常房室结 - 希 - 浦系统激活心室，同时通过旁路逆行激活心房。当心室通过正常的希 - 浦系统激动时，QRS 波形态变窄。然而，当合并束支传导阻滞，心电图将呈现宽 QRS 波及束支阻滞的形态。由于房室结是电路传导中的一部分，任何在房室结处电生理参数的变化都将终止心律失常。有时房室结迷走神经兴奋（如颈动脉窦压力或 Valsalva 动作）将终止心律失常。在药物治疗方面可以使用腺苷、维拉帕米、地尔硫䓬、β 受体阻滞剂或地高辛。如果这些药物是无效的，可以使用电复律来终止心律失常。■

女性患者, 46 岁, 因偶发心悸前来就诊。心电图如下(心电图 40A),

心电图 40A

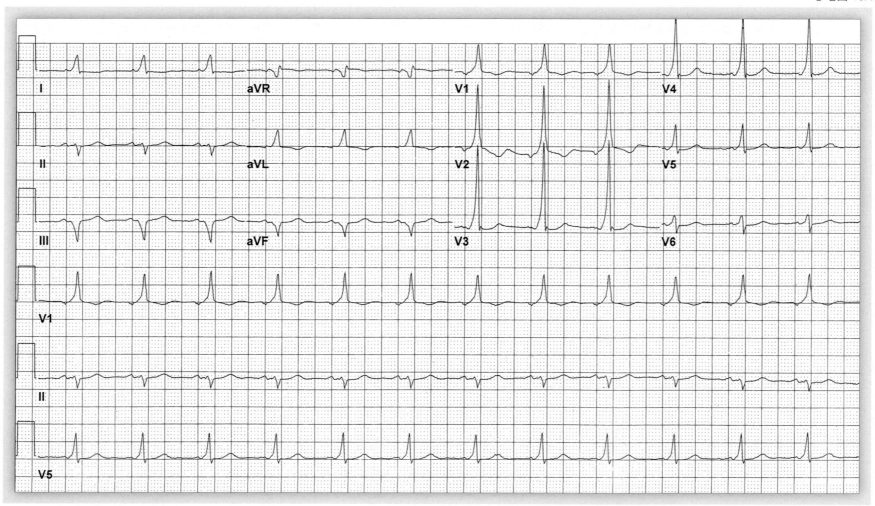

另外两份心电图是在患者症状发作时所记录（心电图 40 B 和 40C）。

心电图 40B

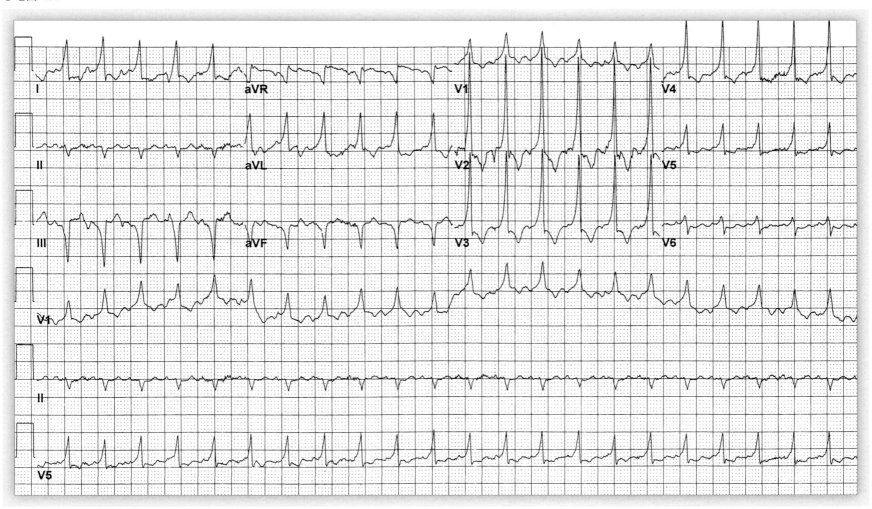

心电图 **40A** 说明了什么?

心电图 **40B** 和 **40C** 说明了什么?

心电图 40C

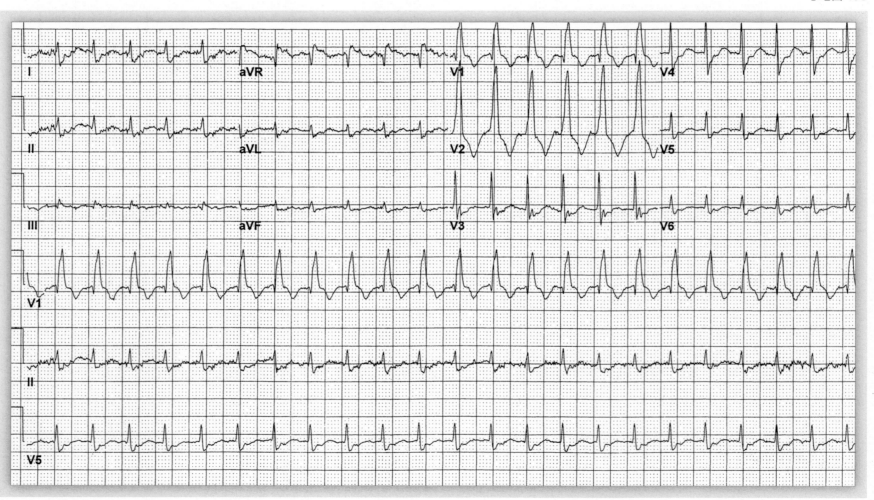

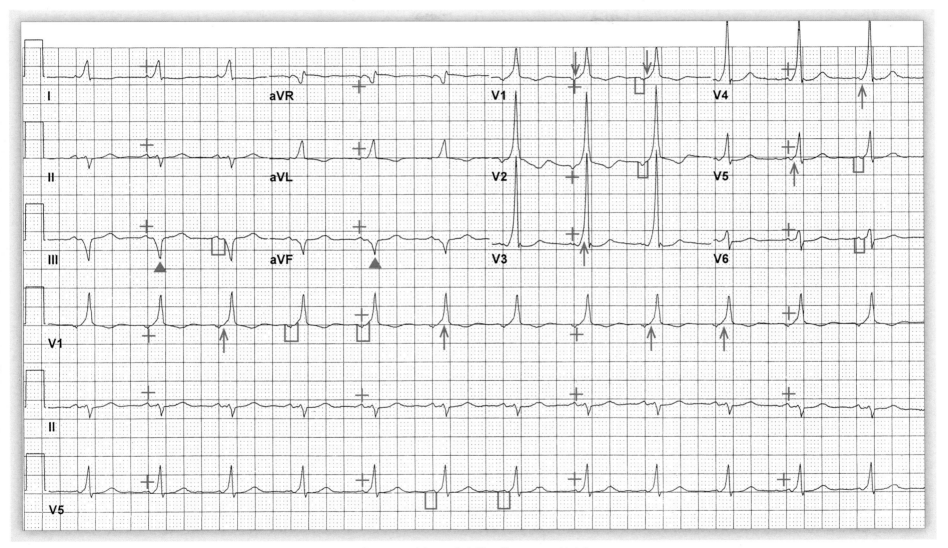

心电图 40A 分析：正常窦性心律，W-P-W 综合征。

心电图 40A 的节律规则，心率 74 次 / 分。在每个 QRS 波之前均有 P 波（+），PR 间期恒定（0.12s）（⊔）。QRS 波间期延长（0.14s）且有一个向上突出的顿挫（↑）（δ 波）、宽 QRS 波群。图中可观察到 δ 波，伴随短 PR 间期，因此诊断为 Wolff-Parkinson-White（W-P-W）综合征。值得注意的是 V₁ 导联的正向 δ 波（↓），这表明旁道是在 V₁ 导联代表的左心室前壁（A 型 W-P-W），Ⅲ 和 aVF 导联（▲）可见 Q 波，与下壁心肌梗死图形类似，被称为假性梗死模式。因为在合并 W-P-W 综合征时，无法辨别心肌梗死和其他心室异常。因为这是一个左侧后间隔旁路途径，所以当心室直接被激动（例如预激，室性 QRS 波，或起搏波），可以在 V₁~V₆ 导联观察到 R 波增高。QT / QTc 间期延长（450 / 500ms），但当延长纠正后，QRS 波间期则正常（390 / 430ms）。

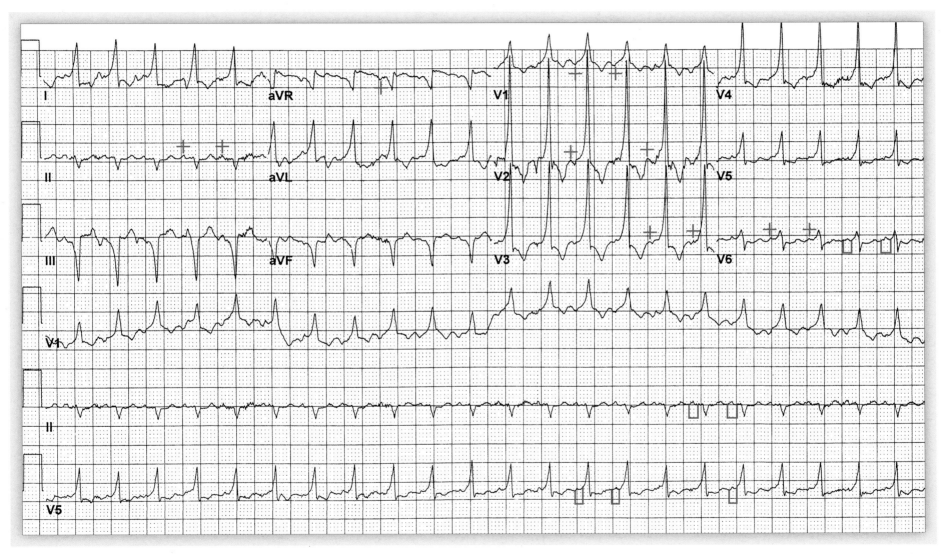

心电图 40B 分析：窦性心律，W-P-W 综合征。

心电图 40B 节律规则，心率 140 次 / 分。QRS 波的时限和形态与心电图 40A 看到的相同（例如存在的预激图形）。QT / QTc 间期正常（280 / 430ms 和纠正后的时间为 240 / 370ms）。在每个 QRS 波群前可以看到 P 波（+），主要在 V_1、V_3、V_6 和 aVR 导联。P 波在 II 和 V_5~V_6 导联为直立的；因此，这个节律为窦性心动过速。PR 间隔是恒定的（0.10s）。因此，这是窦性心动过速与预激图形。

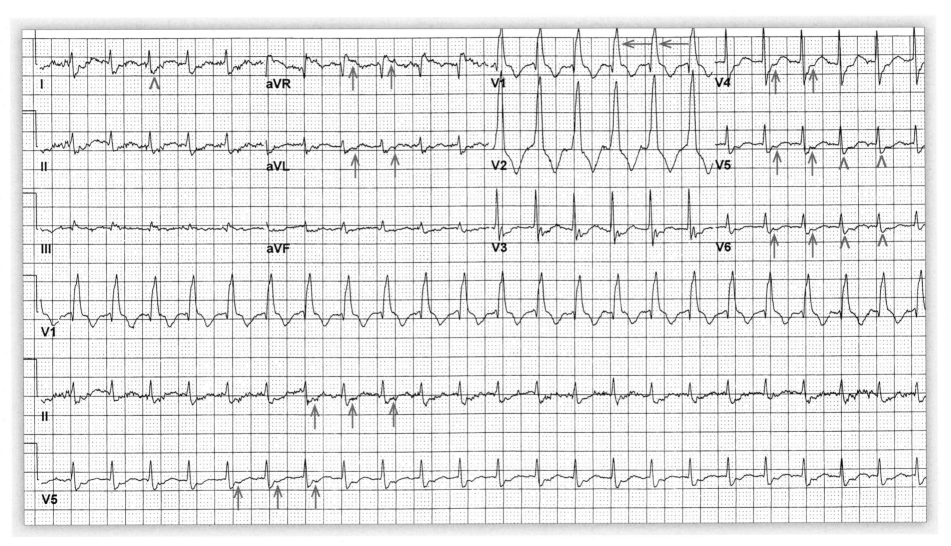

心电图 40C 分析:顺向型房室折返性心动过速,频率相关的右束支传导阻滞。

心电图 40C 显示节律规则，心率 146 次 / 分。与心电图 40B 相比，QRS 波群之前或之后均没有看到明显的 P 波，虽然在 ST 段起始部有规律的顿挫（↑），于 II、aVR，aVL 和 V₅~V₆ 导联最为明显。由于 ST 段应平整，于是顿挫仍提示为 P 波叠加的缘故。因此，这可能是逆行 P 波及短 RP 心动过速。由于正常心电图时显示为预激综合征，这种节律为房室折返性心动过速（AVRT）。

值得注意的是，QRS 波间期延长（0.12s）。QT / QTc 间期延长（320 / 500ms），但延长纠正后 QRS 波间期恢复正常（280 / 440ms）。这是一个 V₁ 导联上的 RSR′ 形态（←）、V₄~V₆（↑），导联上的宽 S 波，一个典型的右束支传导阻滞（RBBB）模式。虽然这是一个复杂的房室折返性心动过速，QRS 波群具有典型的右束支传导阻滞（RBBB）形态，且 QRS 波形态不同于正常窦性心律时出现的预激 QRS 波形态（心电图 40A）。虽然为宽 QRS 波房室折返性心

动过速，但并非逆向型 AVRT。在逆向房室折返性心动过速（AVRT），心室的激活是通过旁道顺进行而通过正常的希 - 浦系统和房室结逆行激动心房，其 QRS 波群是提前激动的，因此宽度、形态与窦性心律的预激波是一样的，即 QRS 波增宽。因此该心电图的节律是顺向型 AVRT 伴心率相关性（或潜在性）RBBB。顺向型 AVRT 的 QRS 波窄，时限正常，这是因为心室激动通过正常的房室结 – 希浦系统传导，而逆向型 AVRT 的心室激动是通过旁路传导，从而产生负向心房激动或逆向 P 波。在这种情况下，初始去极化正常，由于右束支传导阻滞的存在，导致 QRS 复合波末端增宽。房室结作为心律失常电路的一部分，任何改变房室结传导的方式都可以终止心律失常（例如腺苷，β 受体阻滞剂，钙通道阻滞剂或地高辛）。激动迷走神经，如颈动脉窦压力或 Valsalva 动作，也可能是有效的。■

患者自诉心悸,但血流动力学稳定,心电图提示宽 QRS 波心动过速(心电图 41A)。在终止心动过速后再次行心电图检查(心电图 41B)。

心电图 41A

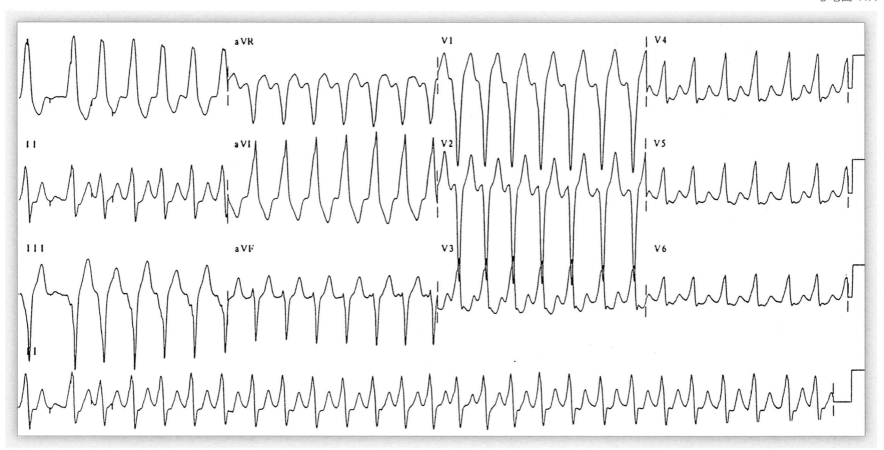

诊断是什么？
如何进行治疗？

心电图 41B

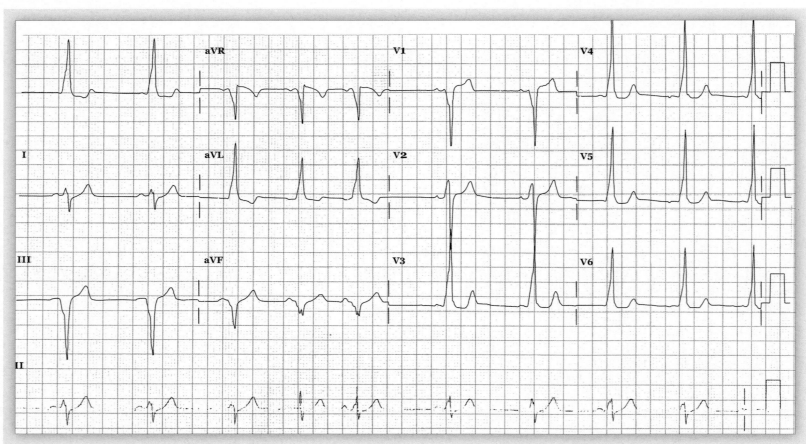

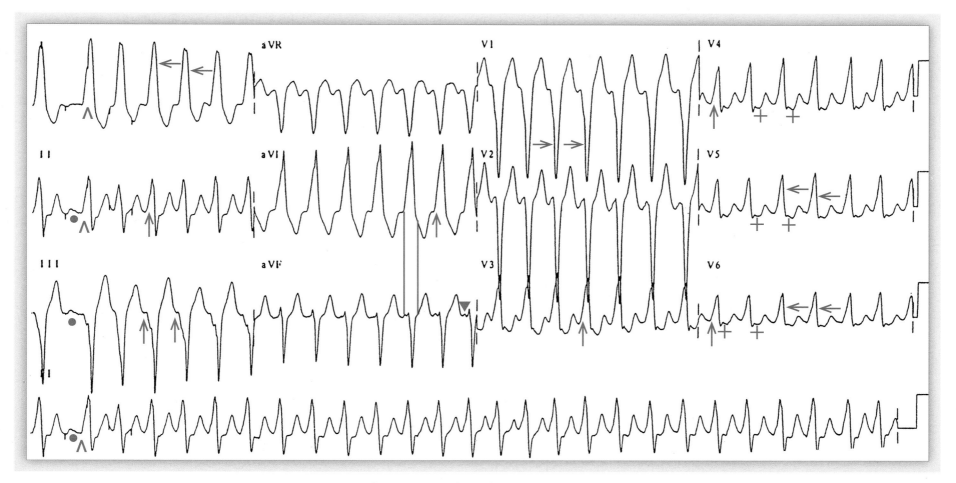

心电图 41A 分析:逆向型房室折返性心动过速。

心电图 41A 显示心率 160 次／分。QRS 波群之前或之后均没有看到明显的 P 波。应当指出的是,在 aVF 导联的 QRS 波之前有小的波形(▼);然而,当将该 QRS 宽度与其他导联 QRS 宽度进行比较时[例如,aVL 导联(Ⅱ)],可以看出,这些波形是 QRS 波群的一部分。在 V_4~V_6 导联的 QRS 波之后有小切迹(+);它们与 QRS 波有固定关系且有可能是 P 波。如果它们是 P 波,这将是短 RP 快速心动过速。QRS 波间期延长(0.16s),并有左束支传导阻滞的形态(高 R 波在 Ⅰ 和 V_5~V_6 导联且 V_1 导联有一个 QS 波)。QT／QTc 间期延长(320／520ms),但当校正延长后,QRS 波间期则正常(240／390ms)。目前宽 QRS 波心动过速的病因无法确定;它可能是室性心动过速或室上性心动过速。

需要注意的是第二个 QRS 波(A),前面有一个 P 波(·)。PR 新时期 0.20s,PR 段缩短但 P 波增宽,所以 PR 间期正常。P 波后面 QRS 波形态与心动过速时的 QRS 波形态相同。提示宽 QRS 波心动过速可能是室上性起源。心电图上可见到上升支延缓,提示(但不确定)δ 波,因此为预激综合征。

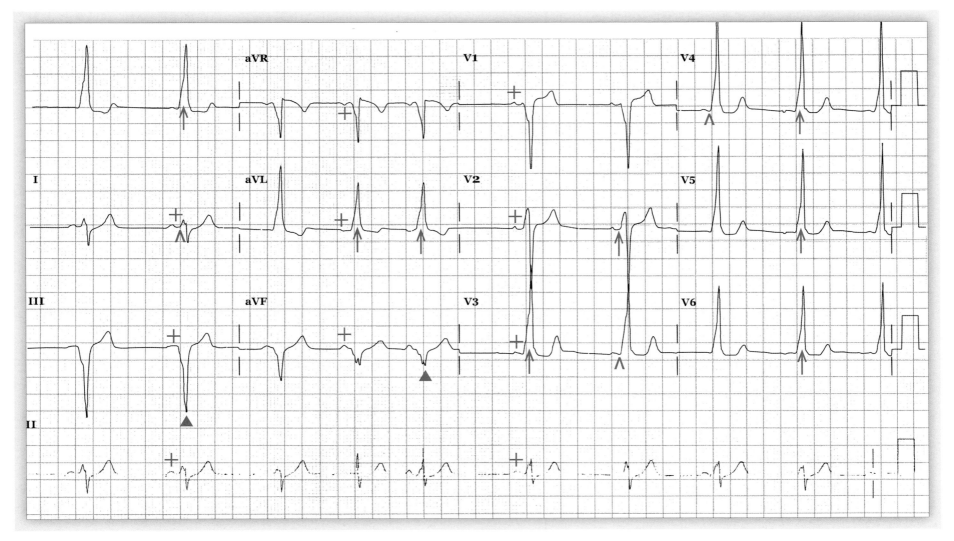

心电图 41B 分析:**正常窦性心律,W-P-W 综合征。**

心电图 41B 心率 86 次 / 分。在每个 QRS 波均有 P 波(+)且 PR 间期恒定(0.16s),虽然 PR 段短(∧),P 波增宽,所以 PR 间期正常。PR 间期与心电图 41A 的第二个 QRS 波的 PR 间期相同。QRS 波群有一个易忽视的顿挫(↑),是一个 δ 波,因此为预激图形(短 RP 段和宽 QRS 波伴 δ 波)。在心电图 41A 中,由于心动过速时各导联的 QRS 波形态与窦性心律时是相同的且表现为预激图形,该心律失常是逆向型房室折返心动过速(AVRT)。Ⅲ 和 aVF 导联的 Q 波的存在使之定位在旁道的后间隔区;V_1 导联负向 δ 使之定位在右心室,由于最初冲动是远离 V_1 导联或后方(称为 B 型预激综合征)。QT / QTc 间期延长(460 / 550ms),但纠正延长后 QRS 波时间则正常(400 / 450ms)。

宽 QRS 波心动过速可能是室性心动过速或室上性心动过速。如果诊断为室性心动过速,治疗中不能应用房室结阻断剂。因为它们无法有效地终止室性心动过速,并可能造成不良后果,因为瞬时性低血压可能会引发心室颤动。然而,如果病因是室上性或交界性心动过速,那么房室结作为折返环的一部分,房室结阻滞剂将是有效的。在房室结折返性心动过速(AVNRT),折返环完全是在房室结内(例如房室结双径路)。而在房室折返性心动过速中,其解剖基础包括旁路部分,心房肌肉、心室肌肉和房室结 - 希 - 浦系统在内的一个大折返环。从电生理学特性上改变这个电路的任何部分都可能终止房室折返性心动过速(AVRT)。由于房室结传导速度最慢,因此在房室结处发生变化或房室传导阻滞是最有可能终止心律失常的。

随着逆向 AVRT,心室肌细胞的激活是通过旁道顺行,而心房逆行激活是通过正常的希 - 浦系统和房室结。因此心电图中会出现 QRS 波增宽和 δ 波。与窦性心律的预激波相比,心动过速的 QRS 波有相同的形态(和 δ 波方向),尽管当它达到最大的预激宽度时可能时会变得更宽(例如所有心室激动经旁道却没有看到与窦性波融合)。因此,逆向 AVRT 的治疗与顺房室折返性心动过速的治疗类似(例如迷走神经增强或房室结阻滞剂)。重要的问题是确定宽 QRS 波心动过速的病因是室上性心律失常、逆向 AVRT 和非室性心动过速。∎

男性患者，55 岁，因鼻出血来急诊科就诊，体格检查发现脉搏不规则，偶有漏跳。

脉搏漏跳的原因？
如何进行治疗？

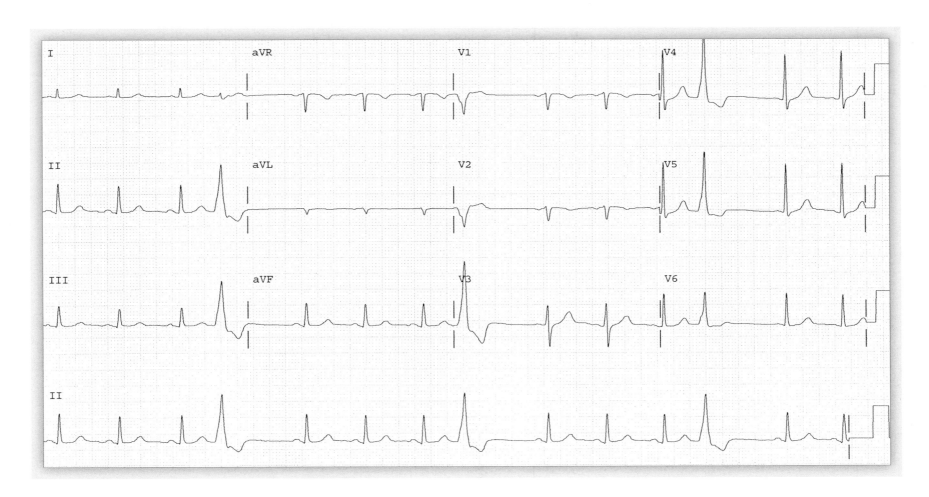

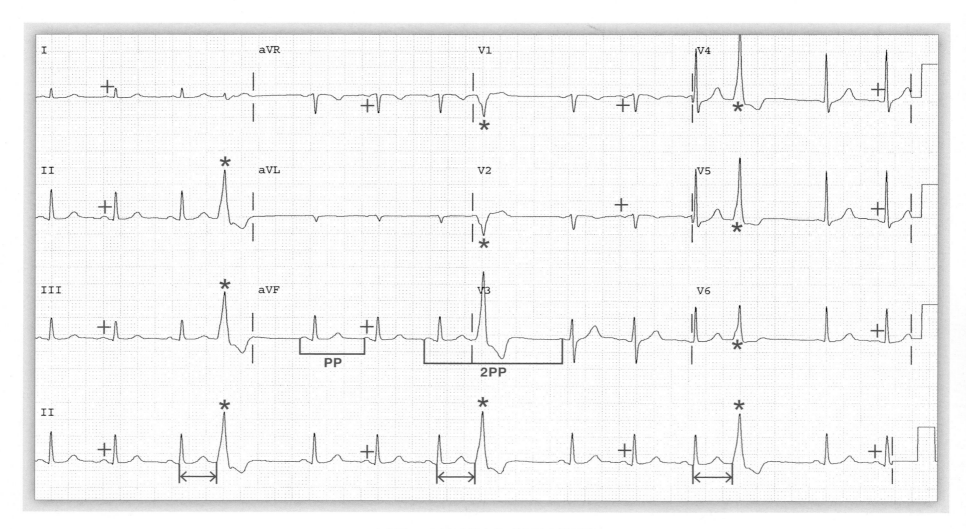

心电图 42 分析：**窦性心律，单源性室性早搏。**

由于 3 个提早出现的宽 QRS 波群导致节律不规则（*）（0.18s）。这些宽 QRS 波形态不同于正常，而且与典型的右或左束支传导阻滞图形亦不相同。QRS 波前没有 P 波，且期前收缩后伴有完全性代偿间期，可以诊断室性早搏（PVC）。这些早搏 QRS 波形态相同，因此是起源于同一部位。

心电图中窄 QRS 波群节律规则，频率 82 次 / 分。电轴正常，在 0°～+90°（QRS 波在 I 和 aVF 导联直立），QRS 波形态正常，QT / QTc 间期正常（380 / 440ms）。在每个 QRS 波群前均有 P 波（+），且 PR 间期恒定（0.16s）。P 波在 I、II、aVF 和 V$_4$～V$_6$ 导联是直立的。因此为窦性节律。

室性早搏之后都有完全性代偿间歇；即早搏前后 PP 间期两倍于窦性 PP 间期（⊔）。这是由于早搏通过房室结逆向传导使之处于绝对不应期，从而阻断后续窦房结的冲动下传。然而窦房结节律并不会因为室早而受到影响，所以室性期前收缩后几乎都有一个完全性代偿间歇。

室性早搏很常见，大约 90% 的人群一生中至少发作一次室性早搏，且通常是良性的，不需要进行治疗。然而，频繁的发作会导致心悸不适，甚至引发心衰。心悸是由于暂停或当收缩期容量增加时导致期前收缩力量增加，这是 Frank-Starling 效应的结果。如果它们确实引起症状，需要进行治疗以改善症状。往往 β 受体阻滞剂可以有效地缓解症状，但它一般不能减少早搏发生的频率。使用较低强度的镇定剂可以消除伴随症状的焦虑。■

病例 43

女性患者，32 岁，自摸脉搏不规律，患者本身没有任何不适。心电图如下。

心电图诊断是什么？
是否需要治疗？

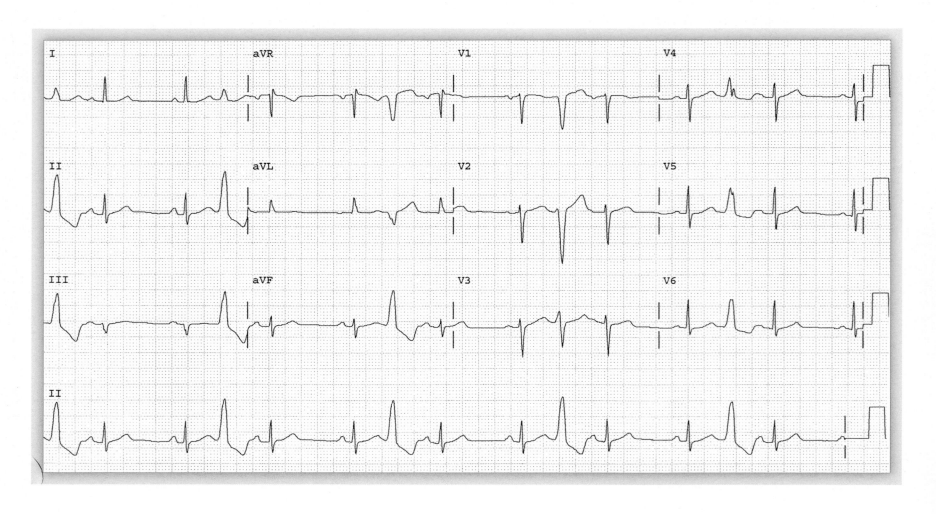

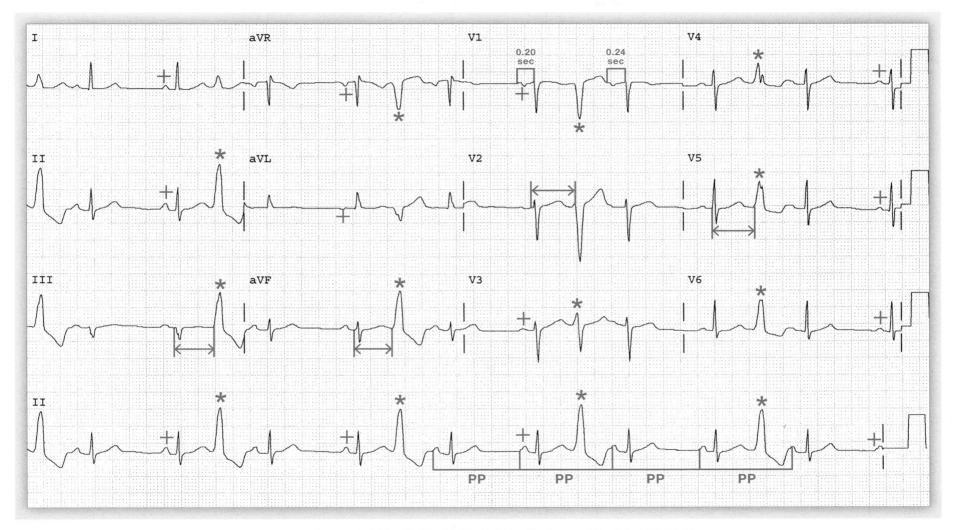

心电图 43 分析:正常窦性心律,插入性单源性室性早搏,室早三联律,逆向隐匿性传导。

在这份心电图中固定地出现不规律的节律,这些提前出现宽大畸形的 QRS 波(与典型的右束支和左束支传导阻滞的形态不同),而前面没有 P 波。因此,它们是室性早搏并且形态相同(起源于同一部位)。心电图中每两个正常正常搏动后出现一次室性期前收缩,并且形成固定的模式,这种现象称为室早三联律。室性早搏和正常搏动之间具有固定联律间期(↔)。在心室肌和浦肯野纤维之间存在折返机制,当冲动沿着环路传导时便会产生早搏,当冲动沿着环路以恒定的速度传导时在早搏以及正常搏动之间就是形成固定的联律间期。

早搏前后相邻的两个窄 QRS 波群间期(0.08s)和形态正常,生理电轴右偏在 0°～-30° (Ⅰ、Ⅱ 导联 QRS 波是直立的,aVF 是倒立的)。QT/QTc 间期是正常(400/400 ms)。在每个窄 QRS 波群前均有 1 个 P 波,这些 P 波在 Ⅰ、Ⅱ、aVF、V₄~V₆ 导联是直立的,因此这是正常的窦性心律,心率 60 次 / 分。因为室性早搏不会影响固有的窦性节律,因此这种室早称为插入性早搏。尽管两个正常 QRS 波均起源于 P 波之后,但是它们的 PR 间期却不相同。室性早搏之后的 PR 间期(0.24s)较早搏之前的 PR 间期(0.20s)稍长,这主要与隐匿性传导有关,在插入性室性早搏心电图中经常观察到这种现象。室性早搏通过房室结时会产生隐匿性传导。有些特殊时间内出现的早搏不能完全通过房室结而是在房室结内受到抑制,只能部分导致房室结去极化,因此房室结此时是部分抑制的。在这种情况下,有些窦性心律能通过房室结进行前传,但由于室性早搏之后会出现房室结部分抑制,而传导速度较慢。

室早三联律提示患者存在固定模式的心律失常,除非患者存在频发室性早搏,其他情况没有临床意义,如果患者没有临床症状,无须进行治疗。■

男性患者，71 岁，因非 ST 段抬高型心肌梗死收治入院。自诉心悸。心电图如下。

心悸的病因是什么?

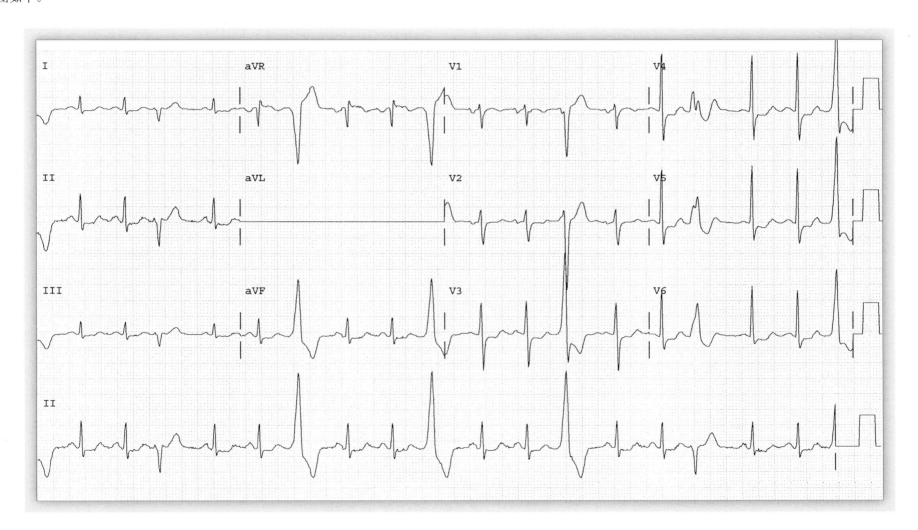

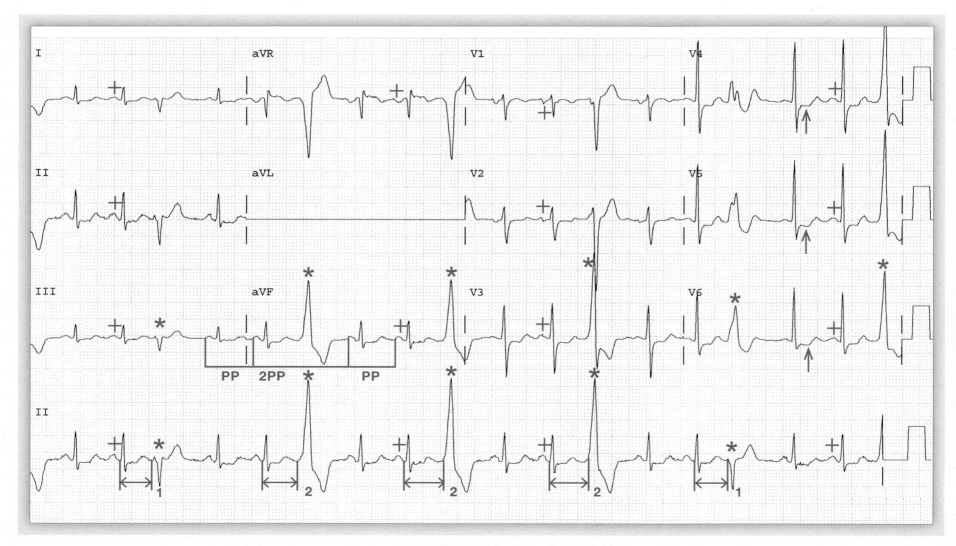

心电图 44 分析:窦性心律,多形性室性早搏,ST 段压低。

多个室性早搏（第 3, 6, 9, 12, 15, 18 个 QRS 波）（*），引起有规律的不规则节律。这些宽大畸形的早搏，与典型的右束支或左束支传导阻滞图形不同，且其前面无 P 波，因此它们是室性早搏。早搏与其前面正常的 QRS 波之间的联律间期（↔）是固定的，每一个早搏后会出现一段代偿间歇。早搏前后 PP 间期是基础 PP 间期（⌣）的 2 倍，为完全性代偿间歇。可以从心电图中发现早搏有两种不同的形态（1, 2），称为多形性早搏。因为每三个 QRS 波包含一个早搏，这种现象称为室早三联律。窄 QRS 波群间期为 0.08s，并且它们有正常形态和电轴，电轴在 0° ~ +90°（QRS 波在 Ⅰ、aVF 导联是正向的），心率 104 次 / 分，QT/QTc 间期正常（340/450 ms）。每个 QRS 波前均有一个 P 波（+），PR 间期为 0.14s。这些 P 波在 Ⅰ、Ⅱ、aVF 和 V$_4$~V$_6$ 为直立的，因此心电图为窦性心律合并多形性室早三联律。

另一个值得注意的一点是导联 ST 段压低，特别是 V$_3$~V$_6$。这些变化主要与心内膜下缺血有关，并且有助于诊断非 ST 段抬高型心肌梗死。■

下图是护士在远程心电监护仪所发现的情况。

应该做何诊断?
是否需要治疗?

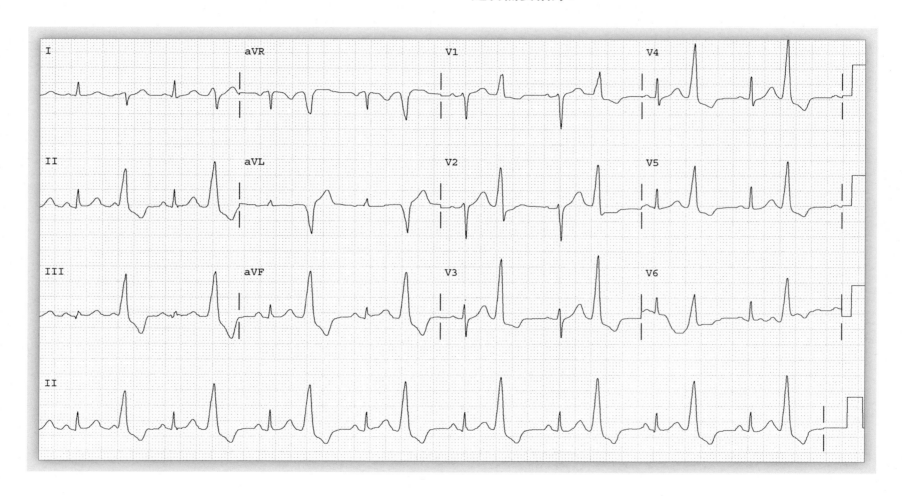

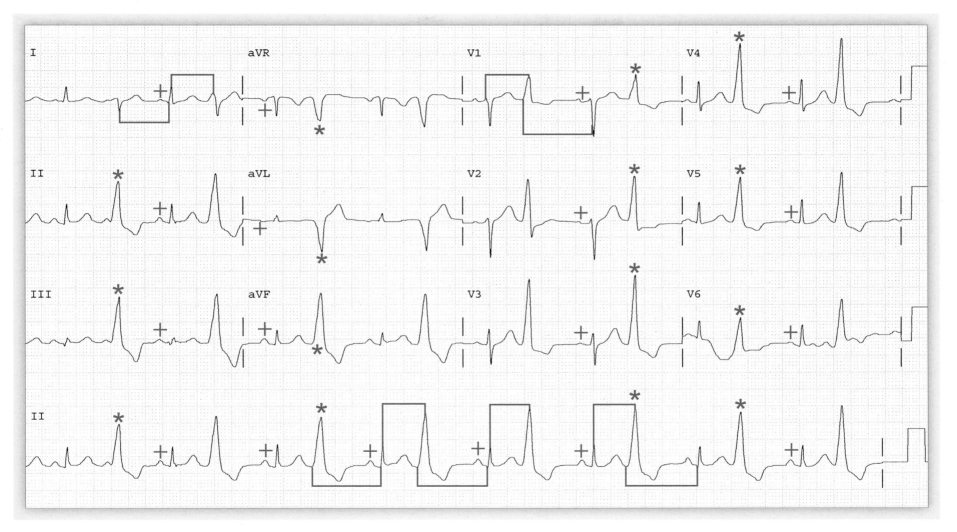

心电图 45 分析：**正常窦性心律，单一的成对的室性早搏。**

这份心电图是有规律的不规则节律，并且有反复出现的长和短的 RR 间期。所有的长 RR 间期（⌣）和所有的短 RR 间期（⌢）均各自相同。它包含两种类型的 QRS 波形态。窄 QRS 波间期为 0.08s，形态正常。在每个窄 QRS 波前面均有 P 波（+），它们的 PR 间期恒为 0.16s，P 波在 I、II、aVF 和 V₄~V₆ 导联直立，因此这些都是窦性心律，节律规则，心率 90 次 / 分。QT/QTc 间期正常（360/440 ms）。在每一个窦性波之后均有一个提前出现、宽大畸形的 QRS 波（与典型的右或左束支传导阻滞图形不同），间期为 0.14s。在这些宽 QRS 波群前无 P 波，因此它们是室性早搏，在它们后面会出现一段长间歇。图中这些室性早搏具有相同形态，因此它们是单形性室早。在窦性心搏和室性早搏之间有固定的关系（固定的联律间期）。每两个心搏中会出现一个室性早搏，这种现象称为室早二联律（每个正常的 QRS 波后会出现一个室性早搏）。室性二联律没有重要的临床意义，若患者没有症状，无须进行处理。室性早搏会引起每搏量降低，这是由过早的心室收缩会引起左室舒张性充盈不良引起的。这种患者可能会出现可触摸的脉搏消失，因此有效的脉搏率是缓慢的，并且这种缓慢的心律失常可能导致患者症状的出现。■

一位患者因轻微的头痛、乏力、心悸而被送往急诊室。体格检查发现患者脉搏紊乱，心电图如下。

如何解释该患者脉搏紊乱？
还需要哪些信息去验证诊断？

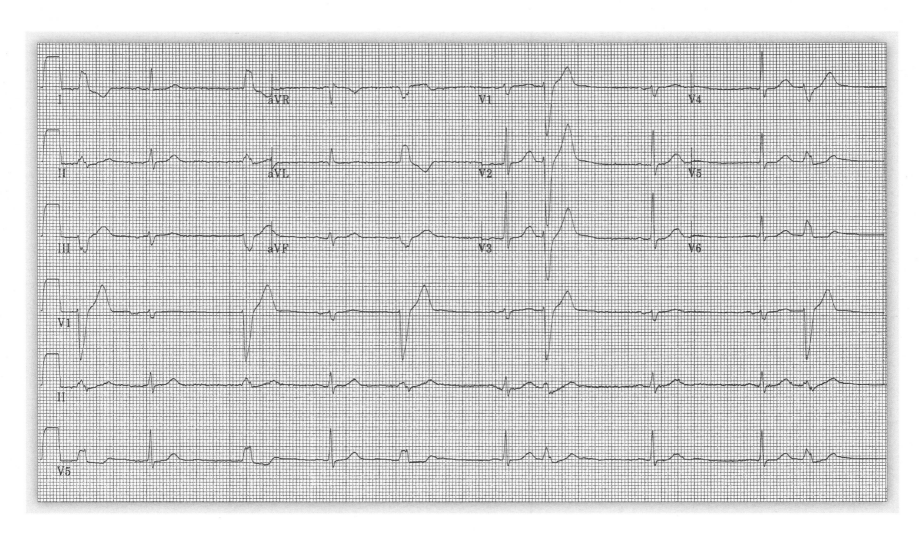

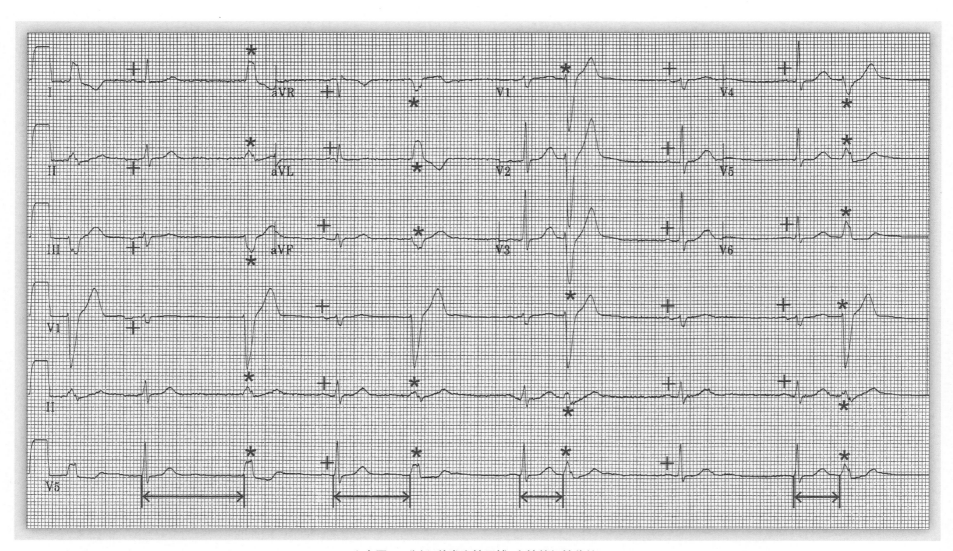

心电图 46 分析：**单发室性早搏，室性并行性收缩。**

这份心电图节律是无规律的不规整。心率大概是 60 次 / 分。窄 QRS 波群（时限 0.08s）均起源于 P 波（+）之后，这些 P 波在 Ⅰ、Ⅱ、aVF 和 V₄~V₆ 导联是直立的，因此这是正常的窦性心律。PR 间期恒为 0.18s，电轴正常，在 0°~+90°（QRS 波在 Ⅰ 和 aVF 导联是直立的），QT/QTc 正常（400/400 ms）。

每一个窦性波之后紧跟一个宽大畸形的 QRS 波（时限 0.16s）（*），与典型的右束支或左束支传导阻滞图形不同，并且其前方也无 P 波。在每一个宽 QRS 波后会有一段长间歇。这些宽大畸形的波是室性早搏。每一个早搏均有相同的形态，因此它们起源于同一部位。但是早搏与窦性波之间的联律间期（↔）是变化的。大多数情况下单形性早搏与其前面的窦性波有固定的关系（它们之间具有固定的联律间期）。固定的联律间期的出现提示这早搏出现的机制主要是折返，折返是大多数心律失常发生的主要机制。当有单个室性早搏出现时，脉冲便会沿着折返环形成一次循环。因为环路是相同的并且传导速度是固定的，因此联律间期是恒定的。联律间期不固定提示室性早搏并不

是来源于折返，而是来源于异位兴奋点，这些异位兴奋点有固有的节律，并且它们产生的节律与窦房结不同。异位兴奋点存在传入阻滞时，它们的兴奋性不能被其他的脉冲抑制（来源于窦房结的脉冲），并且这些兴奋灶出现传出阻滞时，其发出的脉冲只能传导至邻近的心肌并激动心肌，这种情况的发生也只限于心室肌已脱离不应期（先前窦性激动的影响）。结果来源于异位病灶的室性早搏很可能以随意的形式出现，因此它们之间的联律间期是不固定的，这就称为室性并行性收缩。

如果能持续记录患者心电活动，我们会发现这些室性早搏之间的间期与这些潜在异位病灶有关（它们是这些潜在心率的整数倍），室性早搏之间的间期有可能决定异位兴奋灶的实际心率。当异位搏动偶尔出现时，我们需要长时间记录心电活动去证明异位病灶的存在，并证明异位心率与异位病灶有关。来源于并行性室性收缩兴奋灶的室性早搏与来源于折返的室性早搏一样重要。■

一位 55 岁的男性患者,无既往病史,主因参加晚宴后数小时发生心悸就诊急诊室。患者在宴会中饮用三杯鸡尾酒,多于平时的饮酒量,无任何其他伴随症状。患者诉心悸为强有力的心脏跳动,而不是心跳加快。除脉搏和心音不规则外,体格检查未见其他异常。超声心动图提示左室及右室大小正常,收缩功能正常。心电图如下。

该患者心悸的原因是什么?
有无临床意义?
是否需要治疗?

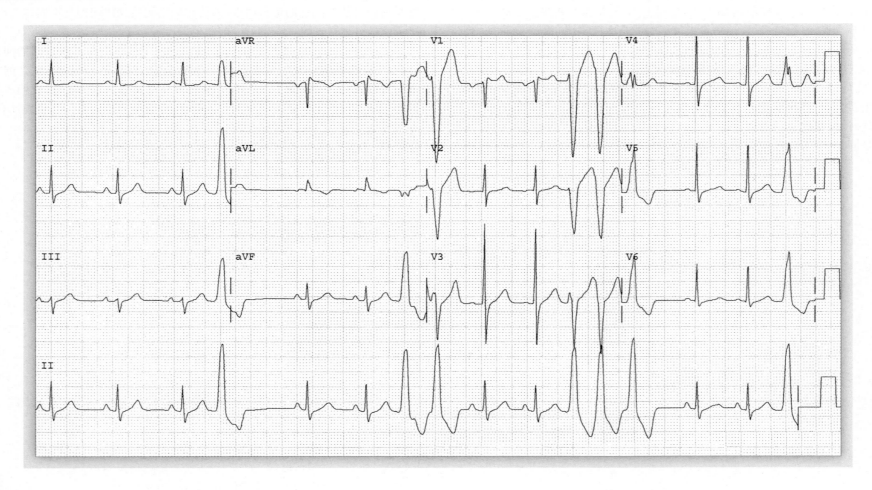

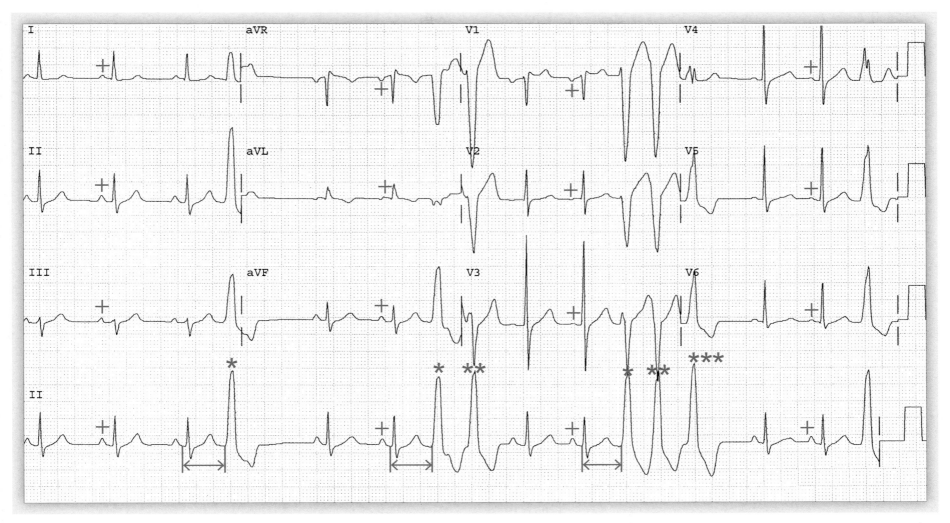

心电图 47 分析:正常窦性节律,单形性室性早搏,成对室性早搏和室性早搏三联律(非持续性室性心动过速)。

这份心电图包含窄和宽 QRS 波群。提前出现的宽大畸形 QRS 波群（0.16s），与典型的右束支或左束支传导阻滞图形不同，且其前面无 P 波，每一个早搏都具有相同形态，因此它们是单形性室性早搏（PVC）。第一个室性早搏（＊）是单一出现的；第二次出现的宽波包含两个连续的室性波（＊，＊＊），称为成对室性；第三次出现的是 3 个连续的室性波（＊，＊＊，＊＊＊），称为室性三联律或非持续性心动过速。一系列三个或三个以上室性早搏持续 30s 以上或因血流动力学不稳定而提前终止，这就称为非持续性室性心动过速。窄波与室性早搏之间的联律间期（↔）是固定的，折返是引起这种心律失常的机制。

窄 QRS 波群（0.08s）前面有 P 波（＋），PR 间期恒为 0.18s。P 波在 I、II、aVF 和 V$_4$~V$_6$ 导联是直立的，因此它们是窦性波。基础心率是 76 次 / 分。这些 QRS 波间期与形态均正常，电轴在 0° ~ +90°（QRS 波在 I 和 aVF 导联是直立的），QT/QTc 间期（380/430 ms）。

患者没有器质性心脏病时，室性早搏（包含重复形式——二联律或三联律）的出现不会增加室性快速性心律失常的风险（室速和室颤），室性快速性心律失常是导致心源性猝死的主要原因。尽管人们没有明确过量饮酒与心律失常有关，但是过量饮酒很有可能导致心律失常。只要心律失常不引起不良负作用，就无须进行治疗。这名患者的心悸症状不严重，并且持续时间短暂，期前收缩后出现的心室收缩经常会引起心悸，这主要是因为 Frank-Starling 效应使大量血液停留在左心室内使心肌收缩力增强而引起的。■

老年女性患者，71 岁,患有缺血性心肌病（射血分数为 32%）。因突发晕厥入院。体格检查:心律不规整,未能触及脉搏。心电图如下。

该患者晕厥的病因是什么?
如何进行治疗?

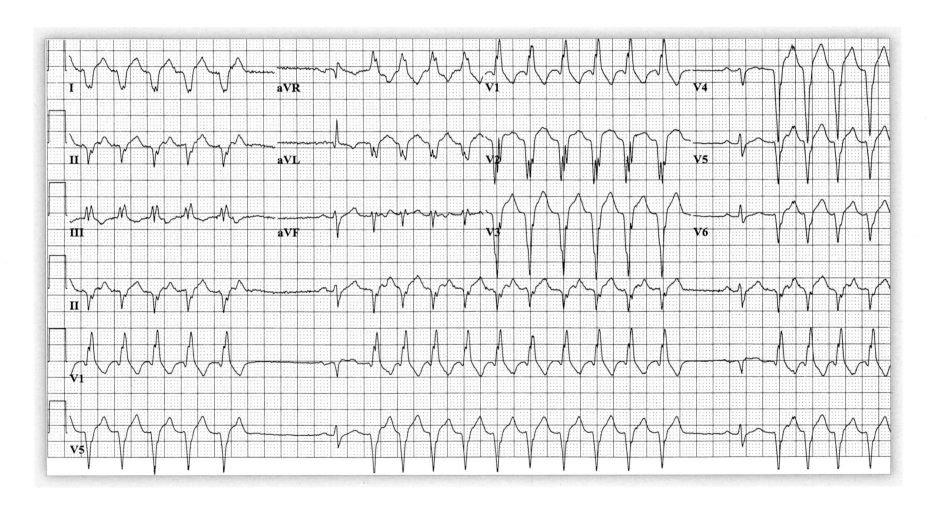

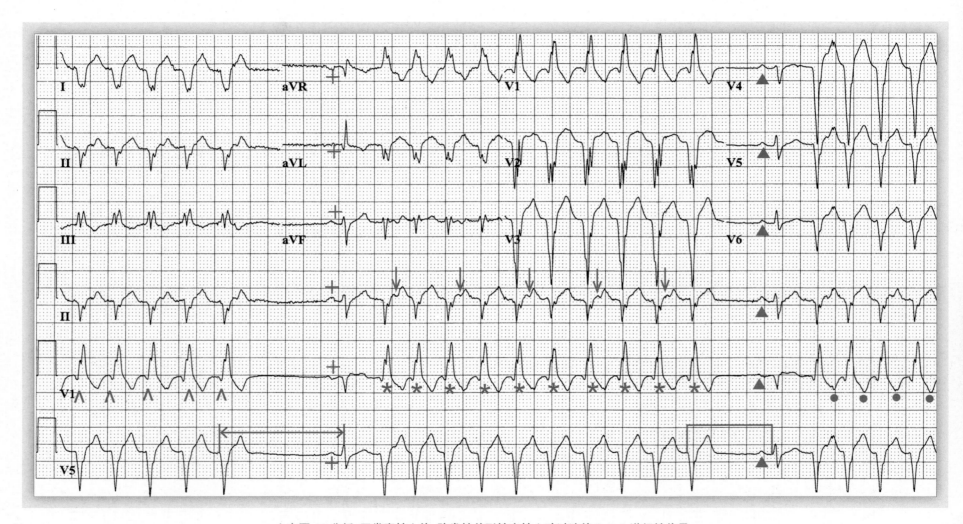

心电图 48 分析:正常窦性心律,阵发性单形性室性心动过速伴 2∶1 逆行性传导。

这份心电图包含一系列宽 QRS 波（0.14s）心动过速（心率 140 次 / 分）。所有的 QRS 波具有相同形态（∧），与典型的右束支和左束支传导阻滞图形不同。第一轮的心动过速突然终止后出现了 2.8s（↔）的长间歇，随后出现了一个窄 QRS 波（0.08s），其前面有 P 波（+），PR 间期为 0.18s。P 波在 Ⅱ 和 V₅ 导联是直立，很可能为窦性波。尽管 QRS 波在 Ⅰ 导联不能区分出直立的还是倒立的，但是其在 Ⅱ 和 aVF 导联是直立的，它很有可能电轴极性左偏，电轴位于 −30°～−90°（左前分支阻滞）。

窄 QRS 波群后随即出现了第二轮（10 次心搏）相同波形的宽 QRS 波心动过速，心率为 140 次 / 分（*）；QRS 波的形态与前一轮完全相同。这一轮再一次突然终止后出现了 1.92s 的长间歇（⌐），同样的又出现了一个与先前我们看到的相同形态的窄波。这个窄波前面也有 P 波（▲），而且 PR 间期与先前出现的一样。因此，这是另一个窦性波。随后第三轮的宽 QRS 波心动过速（●）再次出现。

在所有宽 QRS 波心动过速前均无 P 波。但是，在 Ⅱ、aVF 和（V₁）特别是 Ⅱ 导联（↓）上，观察到每个 QRS 波末端出现 ST 段的凹陷。正常情况下 ST 段应该是平滑的，出现凹陷说明 P 波融合在 QRS 波末端。尽管这并不能确定，但是上面很有可能存在逆行性 P 波，因此存在 2∶1 逆行性传导或室房阻滞。此外，宽 QRS 波的电轴是含糊不定的，位于 +90°～±180°（Ⅰ、aVF 导联 QRS 波是倒立的），出现电轴极度左偏或右偏。宽 QRS 波的电轴不确定主要与心室肌除极的方向有关，直接的心肌激动多发生于室性波、提前兴奋波（Wolff-Parkinson-White）或是起搏波（来源于双心室起搏）。本案例中宽 QRS 波形态异常，亦没有提前兴奋或起搏的证据，因此它们起源于心室，心电图中所示为阵发性单形性室性心动过速，常能自行终止。

室性心动过速的诊断标准：

- QRS 波宽度大于 0.12s，并且形态与典型的右束支或左束支传导阻滞图形不同。
- P 波与 QRS 波出现分离（房室分离、不同的 PR 间期），心室率大于心房率。如果出现室房传导，那么在 QRS 波后能够看到倒立的 P 波，这种情况在室上性心动过速中也可以看到。但是当室性心动过速伴逆向性室房传导阻滞时，通常情况下也看不到 P 波。伴有宽 QRS 波群的房室分离或逆向性室房传导阻滞是诊断室性心动过速的主要依据。室上性心动过速不会出现房室分离和间断的逆行性阻滞。

- QRS 波以及 ST-T 波在形态上表现出非心率相关性的变异。这种变异在室上性心动过速不会存在，因为不论心律失常的病因是窦房结、心房、房室结、或者连接处，但是从心房到心室的通路是固定（正常的普肯野系统），并且每一跳都是一样的。相反，室性心动过速主要是因为心室肌内存在折返环引起的，这些折返能够绕过正常的普肯野激动通路。这就可能导致折返路径出现变化、或者是心室激动方向改变、以及复极改变，从而造成 QRS 波形态改变和 ST-T 波，ST-T 波改变也可能来源于重叠的 P 波。
- 融合波或室性夺获波。这些特点与房室分离有关。在房室分离中可以看到伴随融合波和夺获的间断性房室传导，其最常出现在心室率较慢时，因为心室率较慢使前向传导有更多的时间通过房室结。通过房室结和普肯野系统的前向传导的冲动可能与心室异位灶产生的冲动相融合，这就形成了融合波（它的形态与室上性心动过速和室性波相似）或者完全夺获（这需要经正常传导系统传导的冲动完全夺获心室肌）。
- 电轴不确定，位于 −90°～±180°（Ⅰ、aVF 导联 QRS 波是倒立的）。任何直接激动左心室肌的冲动（室性心动过速、W-P-W 综合征、双心室起搏）都会导致宽 QRS 波的电轴不确定。
- 任何脉冲直接激动左心室肌（室性心动过速、W-P-W 综合征）就会导致一致性正性 QRS 波（如 V₁~V₆ 高的 R 波）。而负性 QRS 波的意义不大，因为这种形式的波形在左束支传导中也可以看到。

在患有心肌病的基础上，室性心动过速常常会引起血流动力学改变。本病例中，患者出现晕厥很可能与室性心动过速造成的低血压有关。考虑到该患者出现症状性非持续性心动过速，需要给予抑制性抗心律失常治疗来缓解症状。对于有心肌缺血的患者来说，阵发性室性心动过速很可能会转为持续性室性心动过速（室速或室颤）进而威胁生命，因此对于这些患者来说应该植入 ICD 来预防心脏骤停。■

女性患者，24 岁，既往无心脏病病史，因长跑后出现持续性心悸就诊于急诊科，到达医院后心悸自行缓解。患者既往频繁出现短暂心悸，但是这是第一次持续数分钟。超声检查及动态心电图未见异常。1 周后患者出现间断性出现心悸，遂再次就诊于急诊，心电图如下。

心电图诊断是什么?
心律失常的病因是什么?

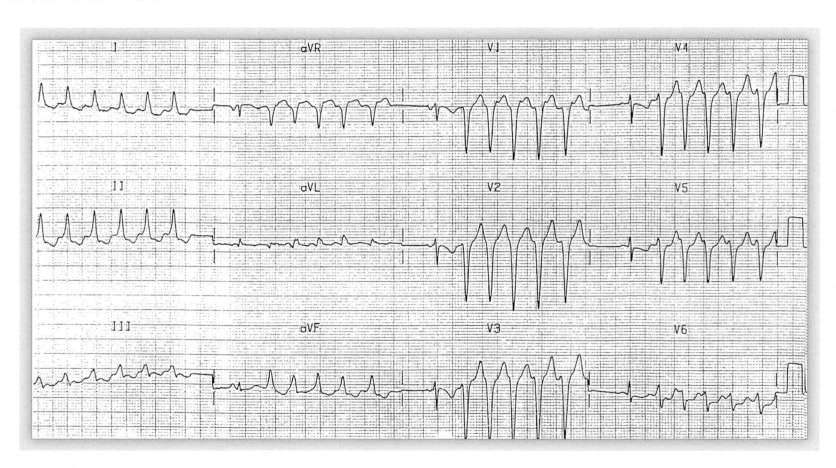

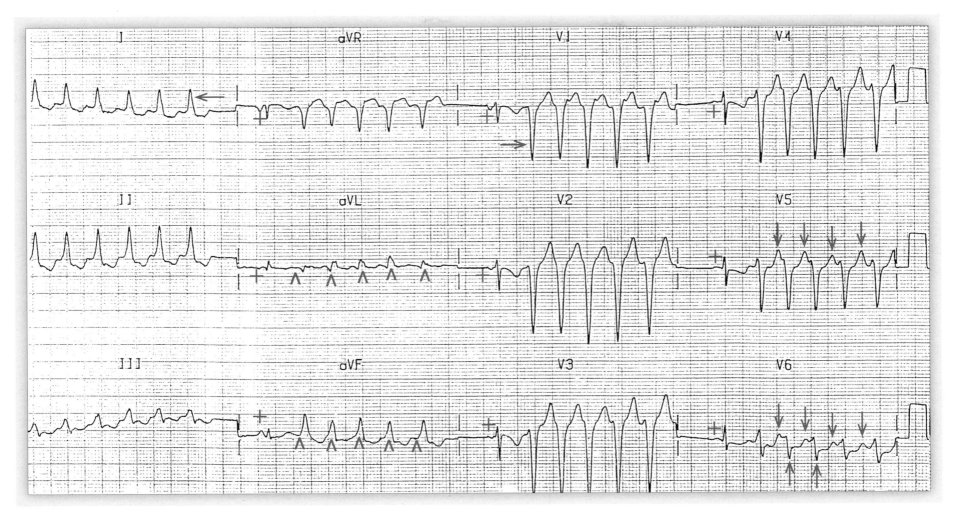

心电图 49 分析：正常窦性心律，非持续性室性心动过速，右室流出道心动过速（重复的单一形态的室性心动过速）。

这是一份有规律的不规则的心律失常,它包含有一系列宽和窄的 QRS 波群。这些宽 QRS 波以成对的形式出现。显著的是几个窄 QRS 波持续时间为 0.08s。这些窄 QRS 波前面有 P 波,PR 间期为 0.14s。P 波在 aVF 和 V$_4$~V$_6$ 导联是直立的。尽管在 Ⅰ、Ⅱ 或 Ⅲ 导联未见 P 波,但是这些窄 QRS 波群很有可能是窦性的。每一次窦性心律后面都会出现 5 个连续的宽 QRS 波群,这些波群的宽度为 0.14s,频率 190 次 / 分。这些宽 QRS 波群的电轴正常,处于 0°~ +90°(QRS 波在 Ⅰ 和 aVF 导联是直立的)。这些波形的形态像左束支传导阻滞,R 波(←)在 Ⅰ 导联是宽的,在 V$_1$ 导联上存在 QS 波(→)。但是在 V$_6$ 导联上出现了终末 S 波(↑),左束支传导阻滞是不会出现这种情况的。这些 QRS 波(∧)表现出形态多样化,特别是在 aVL 和 aVF 导联上。除此之外,(↓)处 ST-T 波的形态也有略微不同,尤其是在 aVF 和 V$_5$~V$_6$ 导联上。因此宽 QRS 波是室性的,为非持续性室性心动过速在发作。非持续性室性心动过速的定义是:三个或更多连续的室性波持续 30s 以上,或者是因血流动力学的改变而终止。

这些 QRS 波的电轴(指向下方或正常)和形态(像左束支传导阻滞并且与来源于右心室的一致)的特点是来源于右室流出道的室性波;因此这是右室流出道心动过速。这种非持续性室性心动过速称为重复的单形性室性心动过速。出现儿茶酚胺、交感兴奋、运动时,这种心律失常可能转变称为持续性的,这是典型的右室流出道性心动过速。

重复的单形性室性心动过速的特点是短的频发的或者是一系列单形性的非持续性室性心动过速。这种室性心动过速被广泛地称为右室性心动过速、右室流出道性心动过速、多巴胺敏感性心动过速、肾素敏感性心动过速和运动引起的心动过速。这种室性心动过速几乎只发生在没有器质性心脏病的年轻到中年人群。这种情况没有性别差异性。大多数心律失常是非持续性的,但是有 50% 的患者有持续性发作,这通常是交感刺激或多巴胺水平的增高引起。一些患者只有持续性发作。非持续性室性心动过速以及持续性室性心动过速常常由情绪压力或运动激起。右室性心动过速经常来源于右室流出道的室间隔面。QRS 波形态有两个主要特点:左束支传导阻滞以及负性(或正常)电轴。

应用程序化刺激的电生理实验并不能诱发出这种心律失常。对于大多数患者来说,持续性或者非持续性发作是对突发的心房或心室起搏的反应,并且去甲肾上腺素能很大程度地促进其发生。这些观察表明,它发生的机制很有可能是延迟后电位引起的促发动作电位或者是异位心室兴奋灶,而不是折返。

这种类型的心律失常预后好,血流动力学不稳定或者心源性猝死发生率低。治疗包括 β 受体阻滞剂、维拉帕米、标准的抗心律失常药物或者是射频消融术,射频消融术主要应用于年轻患者和不能应用药物治疗的患者。■

男性患者，57 岁，主因突发胸骨后烧灼感并向咽部、左上肢放射数小时前来急诊就诊，患者同时伴有发热及恶心的症状。心电图 50A 如下。随即患者接受了心电监，测静脉注射了肝素和硝酸甘油，胸部不适症状有所缓解。

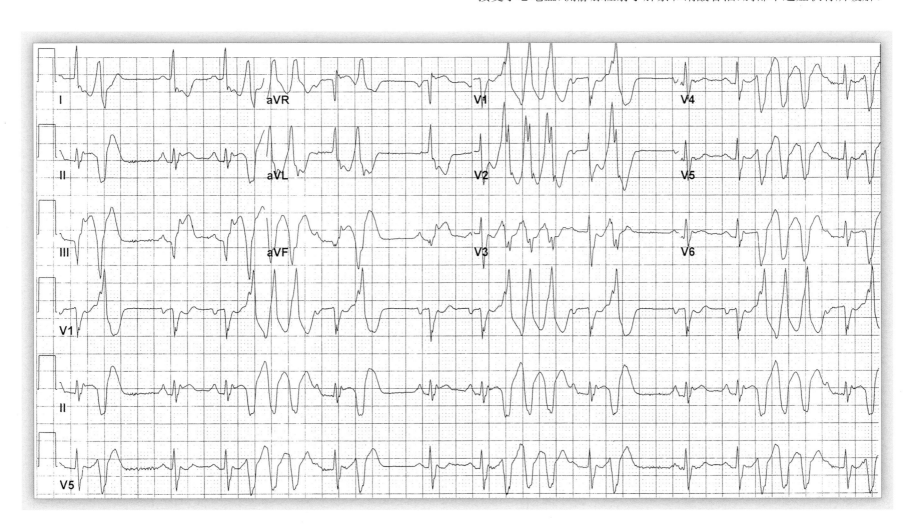

　　患者心电图出现变化,立即请心内科会诊。在等待过程中,患者突然出现快速心律失常并且意识丧失(见心电图 50B 和 50C)。立即对患者施行心肺复苏后,患者恢复意识,随后被转移到心导管实验室继续治疗。

　　心电图 50B

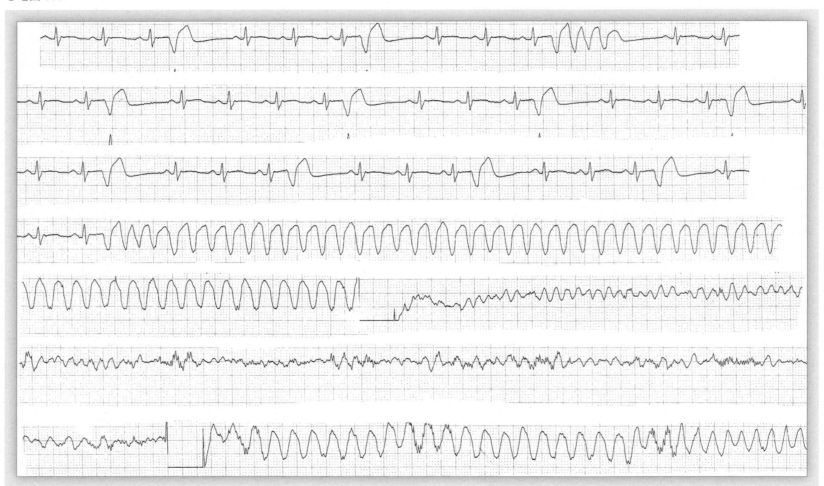

心电图 50A 的心电图存在什么异常之处?
此患者考虑什么诊断?

心电图 50B 及心电图 50C 有什么异常之处?
出现这种心电异常的病因是什么?

心电图 50C

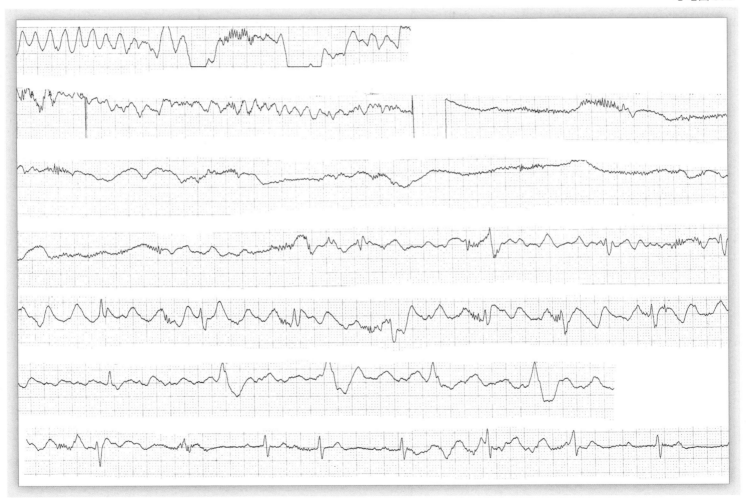

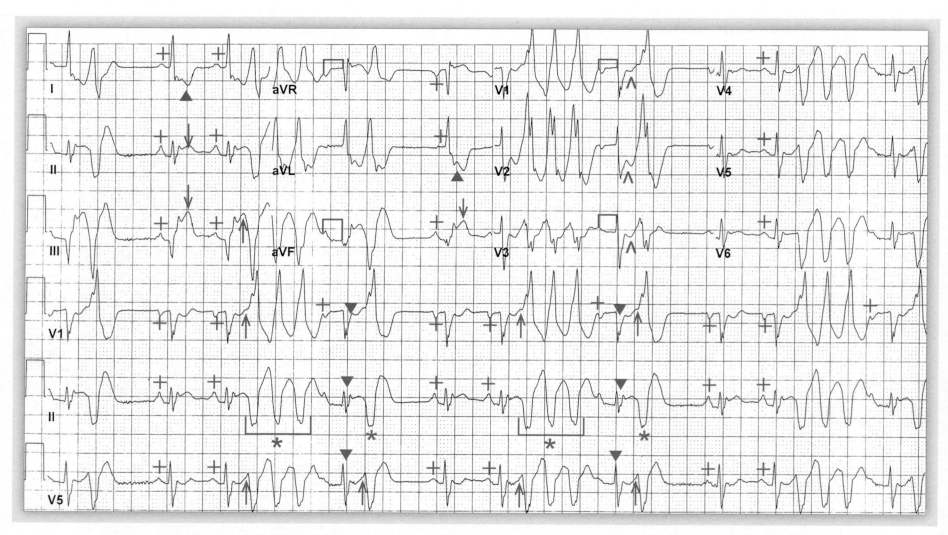

心电图 50A 分析：窦性心动过速，电轴左偏，急性下壁心肌梗死，单发室性早搏（R-on-T 现象），非持续性单一源性室性心动过速，逆行性隐匿性传导。

心电图 50A 的基线心律规整，频率为 100 次 / 分。在每个窄 QRS 波群前都有 P 波（+），PR 间期固定（0.16 s）。Ⅰ、Ⅱ、aVF 和 V$_4$~V$_6$ 导联 P 波正向。所以这是窦性心动过速的图形。QRS 波形间期正常（0.08 s），电轴左偏，在 0°～-30°，Ⅰ 导和 Ⅱ 导 QRS 波群正向，aVF 导联 QRS 波群负向。QT/QTc 间期正常（290/440ms）。Ⅱ、Ⅲ 和 aVF 导联 ST 段抬高（↓），提示急性下壁心肌梗死。Ⅰ 和 aVL 导联可见 ST 段压低（▲）（可能是镜像改变），V$_1$~V$_3$ 导联也能见到 ST 段压低（∧），这可能是镜像改变或者后壁受到波及的表现。

图中还有一些提前出现的宽的 QRS 波群（*）（0.16s），它们前面没有 P 波。它们的形态异常，和典型的右 / 左束支传导阻滞图形并不相同。这些波形是心室起源的，包括单个的室性期前收缩（PVC）和室早三联律（U）（也叫作非持续性室性心动过速：NSVT）。所有的 PVC 形态相同，提示它们来自同一兴奋灶。所有三联律中的 QRS 波群形态相同，提示这是来自单一源性的非持续性心动过速。在每组三联律的后面可见一个窦房结的激动（▼），但此时的 PR 间期（0.26 s）比基线心律的 PR 间期（0.16 s）长。这是逆行性隐匿性传导的结果，也就是说这种心室波形出现在窦房结激动之前，由于局部心室的激动逆行传导到房室结所致。由于并不是所有逆传到的激动都会影响房室结（部分激动隐匿传导至房室结），所以造成了部分房室结细胞去极化，部分房室结细胞不应期延长的结果。所以当下一个心房的激动可以通过房室结下传，但是传导的时间有所延长。

值得注意的一点是，这些室性期前收缩出现的位置很早，紧随在 T 波的波峰（↑）后面。这样的情况就是 R-on-T 现象（R-on-T PVC）。这时的 T 波处于不稳定期，相当于细胞处在动作电位的 3 期末、4 期初，是最容易被诱发动作电位的时期，因为这时细胞膜电位比静息时的 -90 mV 更负（即发生超极性化）。此时，当电刺激足够强时，诱发的动作电位就可能导致心室扑动、多型性室性心动过速或心室颤动的发生。恰能诱发心室颤动的电刺激即为其阈值。正常心室肌细胞的阈值较高，室性期前收缩的能量不足以诱发上述心律失常。但缺血部位的心室肌细胞的阈值较低，此时 PVC 的能量就足以诱发室性心律失常了。也就是说当存在心肌缺血的情况时，R-on-T 型 PVC 可能会诱发严重的室性心动过速。

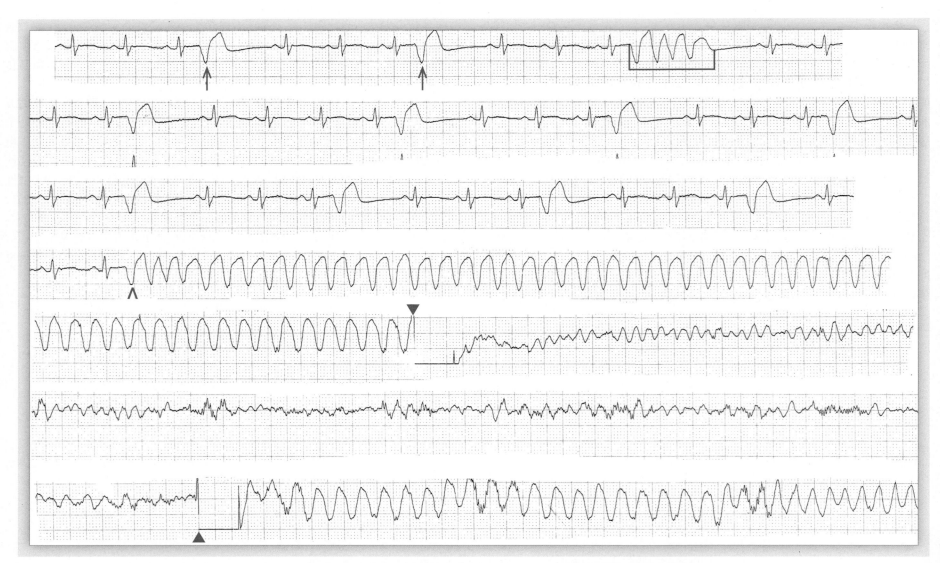

心电图 50B 分析:**持续性单源性室性心动过速(心室扑动),心室颤动,多形性室性心动过速。**

心电图 50B 是心电监护上截取的几段记录。第一个条带显示的是正常的窦性心律及两个 R-on-T 室性早搏（↑）、一组室早四联律（⎵）。第 4 个条带上的 R-on-T 室性早搏（∧）诱发了一段频率达到 260 次／分的持续性单一源性室性心动过速，这种心动过速也叫作心室扑动。

第五个条带中可见一个来自心脏电复律器的低能量刺激（▼）。然而，应用这种电复律模式是不可能区别 QRS 波和 T 波，因为这种模式是在 QRS 波出现的同时给予同步的直流电，这种不合适的放电模式不能区分 QRS 波群和 T 波。因此，在 T 波出现的同时给予低电流的电击，有 50% 的可能会诱发快速室性心动过速或心室纤颤。所以，当难以从 T 波中区分 QRS 波群时，为避免低电流电转复对 T 波的影响，应当应用高电压电除颤（非同步电除颤）。在高电流除颤时，整个心脏被除极并处于不应期，这有利于窦房结重新驱动整个电活动。在这个病例中（见第五个条带）电击出现在 T 波出现的时段（▼），电击后立即诱发的心室纤颤（条带五和六）。第二次除颤（非同步）（▲）（见条带七）后心室纤颤转变为多形性室性心动过速，见条带七的结尾部分。

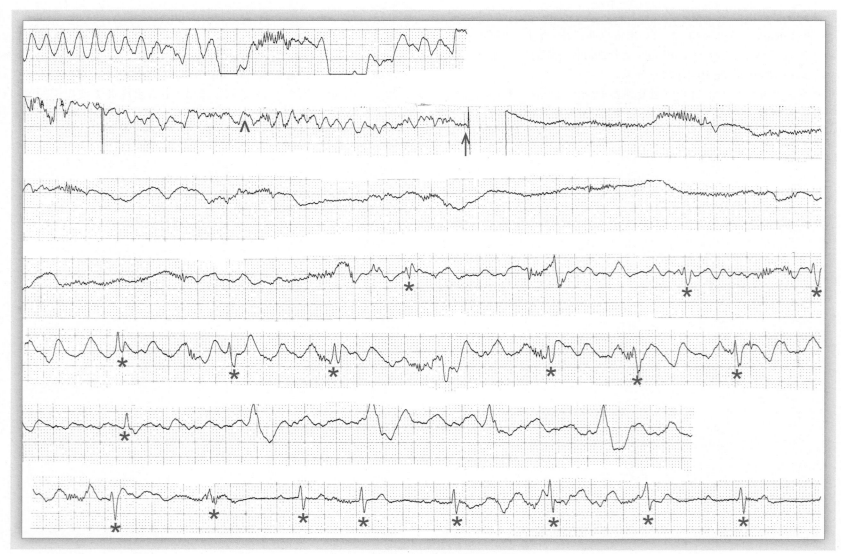

心电图 50C 分析:**心室颤动,窦性心律。**

心电图 50C 是在心电图 50B 之后继续采集的。第一个条带中的多形性室性心动过速演变为心室颤动（∧）（条带二），然后被成功转复（↑）。转复后有一段长时间的停搏（直至第二、三条带），随后在条带四～七出现了规律的 QRS 波群（＊）（除了胸外按压导致的图形）。■

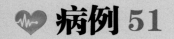
女性患者，63 岁，因急性发作胸部不适入院，入院心电图为 51A，肌钙蛋白 I 轻度升高，随后患者被转移至 CCU 病房，再次复查心电图见 51B，入院第二日心电图见 51C。

心电图 51A

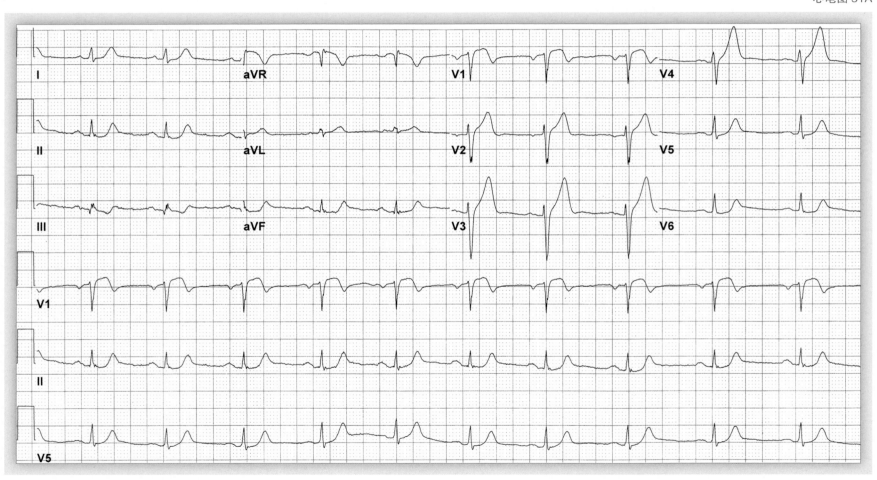

心电图 51A 中的异常之处有哪些?

心电图 51B 中的异常之处有哪些?

怎样处理该患者的心律失常?

心电图 51A

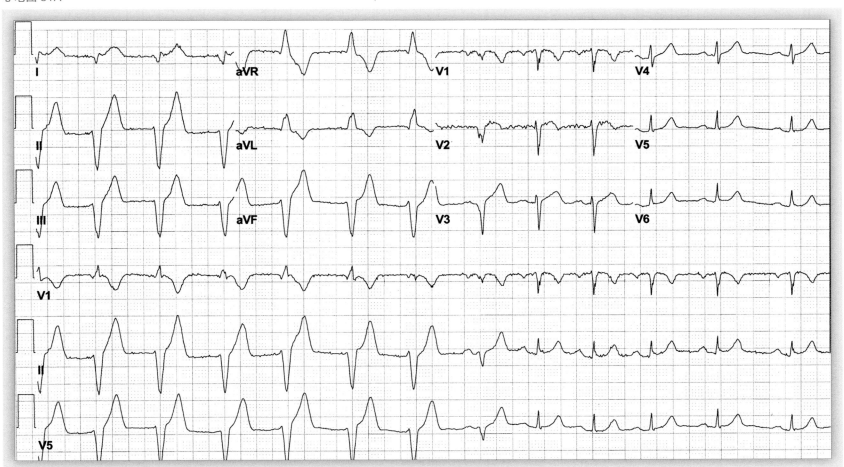

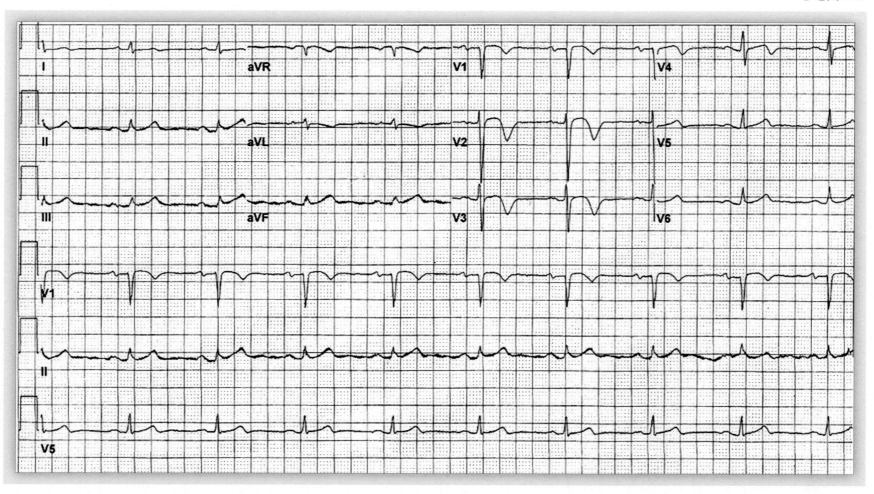

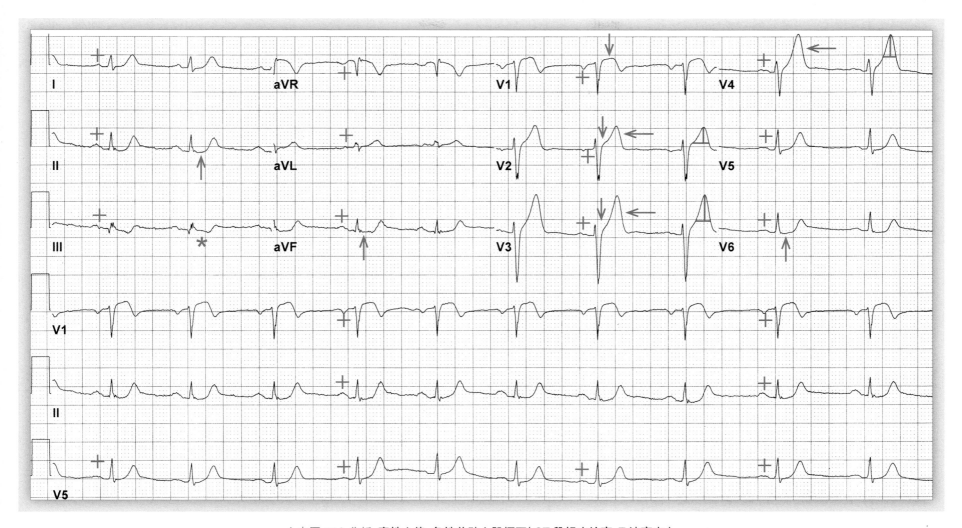

心电图 51A 分析：窦性心律，急性前壁心肌梗死（ST 段轻度抬高，T 波高尖）。

心电图 51A 所示的患者基础心率为 64 次 / 分。每个 QRS 波群前均存在 P 波（+），PR 间期恒定（0.2s）。Ⅰ、Ⅱ、aVF 及 V₄~V₆ 导联 P 波向上，据此，这是一份正常的窦性心律心电图。图中 QRS 波群宽度（0.08s）、形态及电轴方向（0°~+90°）均正常（Ⅰ及 aVL 导联 QRS 波群主波向上）。QT/QTc 亦处于正常范围内（380/390 ms）。V₁~V₃（↓）导联 ST 段显著抬高，同时 Ⅱ、Ⅲ、aVF 和 V₆（↑）导联 ST 段轻度压低。V₁~V₄ 导（←）导联可见 T 波对称性高尖。这是一份急性前壁 ST 段抬高性心肌梗死（STEMI）极早期的心电图。Ⅱ、Ⅲ、aVF 和 V₆ 导联的 ST 段压低是对应性改变。

患者存在轻度肌钙蛋白 Ⅰ 的升高，可以确诊 STEMI。STEMI 的患者应该急诊进行冠脉造影及支架等血运重建治疗，如果急诊介入治疗存在困难，应当进行溶栓治疗。此患者在导管室接受了介入检查，在左前降支发现了血栓性闭塞。

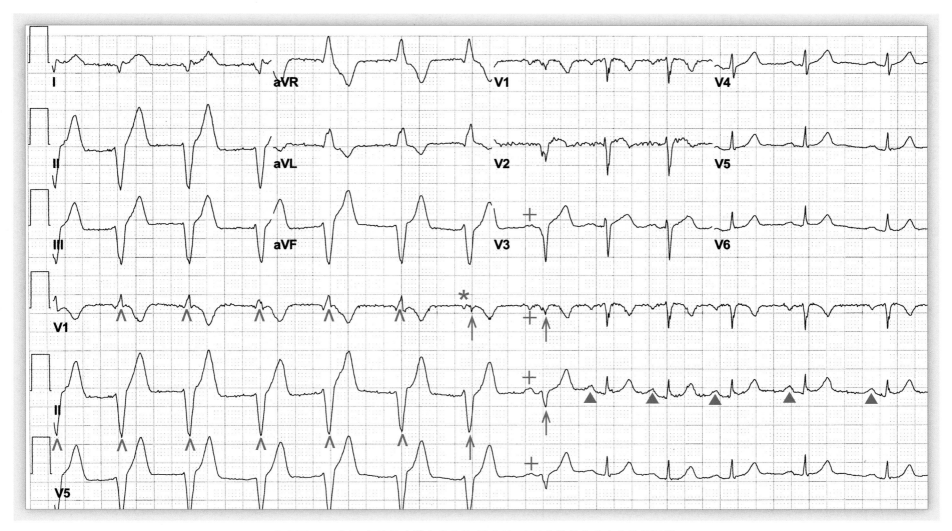

心电图 51B 分析:加速性室性自主心律,融合波,窦性心律伴Ⅰ度房室传导阻滞。

心电图 51B 是在前降支开通并植入支架后出现短暂心电异常时采集的。前 7 组 QRS 波群(∧)宽大(0.14s)且形态不同于左 / 右束支传导阻滞的图形。RR 间期固定,频率为 74 次 / 分, QRS 波群前无对应 P 波。电轴不能确定,波动在 -90° ~±180°(I 及 aVF 导联 QRS 波群负向)。在第 7 个 QRS 波前存在 P 波,且 PR 间期较短(0.08s),这在 V₁ 导联显示得最为清晰。 II 导可见这个 QRS 波群的升支部分与先前的 QRS 波升支部分迥异,这是因为这里叠加了一个 P 波。在第 8 个 QRS 波群(+)前同样也存在一个 P 波,PR 间期为 0.16s。第 9~13 个 QRS 波群为窄波(0.08s)且前方存在 P 波(▲), PR 间期恒定(0.22s)。这些 P 波在 II 导及 V₄~V₆ 导联直立,故此时患者窦房结搏动的频率为 88 次 / 分。

值得注意的是第 7 和第 8 个 QRS 波群(↑),它们的形态既和先前的宽 QRS 波群不同,又有别于后面的窄 QRS 波群,PR 间期相较于窦性心律的 PR 间期也较短。这两个 QRS 波群实际上是融合波,造成它们形态异常的原因是经房室结传导来的前向心室激动与心室自身激动相叠加。融合波的出现确证了这些宽的 QRS 波群是心室源性的(即一个上面生成的脉冲与一个下面的脉冲相融合)。这种室性节律叫作加速性室性自主心率(AIVR)或缓慢型室性心动过速。

AIVR 是有心室的异位起搏点驱动,通常异位起搏点的节律比窦房结的节律快(也就是说有可能是异位起搏点的频率加快或者是窦房结的频率减低)。在这种情况下,一旦窦房结的频率快于 AIVR 频率, AIVR 将被超速抑制或压制,窦性心律重新成为主导。AIVR 通常发生于心肌梗死后冠脉再通时(自发性、导管治疗后或者溶栓后,即这是一种再灌注性心律失常)。事实上,这种心律失常常被认为是成功再灌注的标志。它通常是短暂出现的,当患者没有临床症状时不需要特殊处理。当患者存在临床症状时应给予抗心律失常药物。临床上很重要的一点是区分 AIVR 和完全性传导阻滞伴室性逸搏心律。鉴别的关键是完全性传导阻滞伴室性逸搏心律时心房的节律快于心室的节律。而 AIVR 时心房的节律慢于心室的节律。另一个区别点是室性心律失常出现的时机。当室性节律初发于一个提前出现的 QRS 波群后,那么这时它是 AIVR;当室性节律出现在一个未下传的 P 波或冲动后,完全性传导阻滞就是它的病因。明确病因是非常重要的,当患者为完全性传导阻滞时,应用抗心律失常药物可能会抑制心室的逸搏心律,造成心脏停搏。此时,抗心律失常药物是禁用的。如果必须抑制这种心律失常,应当植入临时起搏电极。

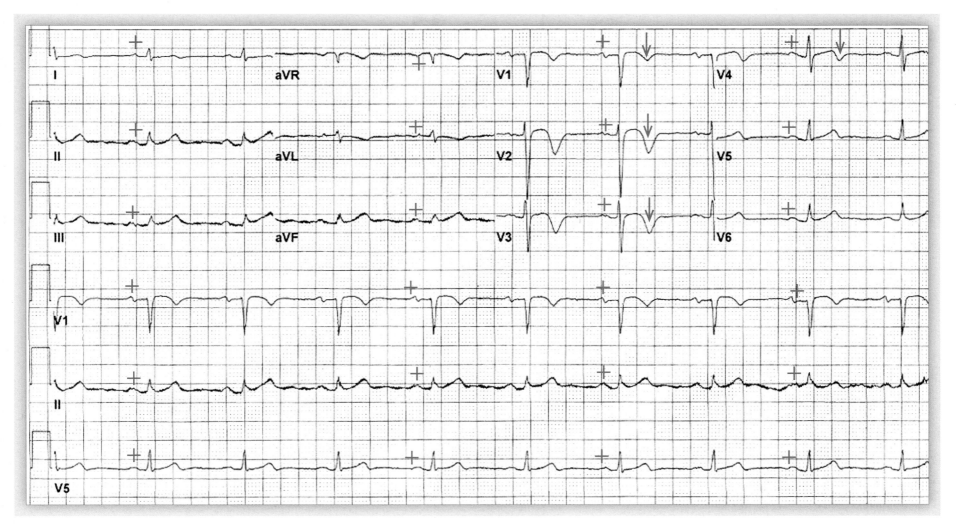

心电图 51C 分析:**窦性心律,V$_1$~V$_4$ 导联 T 波倒置。**

心电图 51C 是在介入治疗 1 天后采集的，可见 ST 段已经回落，$V_1 \sim V_4$（↓）导联 T 波存在非对称性倒置（向上的部分较为平缓，向下的部分较为陡峭）和对称性倒置。在每个 QRS 波群前都存在 P 波（+），这些 P 波的形态、PR 间期及 QRS 波群的形态都与心电图 51A 相同。这些 P 波是窦房结发出的，节律为 56 次 / 分。QT/QTc 正常（440/430ms）。所以这是一份正常的窦性心律心电图，图中 T 波倒置但在前壁导联未见 Q 波，提示再灌注治疗非常成功，没有发生透壁性的心肌梗死。■

女性患者，77 岁，因间断头晕及颈部搏动感就诊于急诊室，既往存在心力衰竭及慢性肾脏疾病病史。该女性诊断为扩张型心肌病，左室射血分数为 35%，因明显的心力衰竭症状（纽约心功能分级 Ⅲ 级）已经开始洋地黄治疗。入院后给予患者心电监护，下图为患者症状发作时所描记的。

此图是什么类型的心律失常？
患者颈部搏动感可能的原因是什么？
此患者的体格检查结果中可能会发现什么？

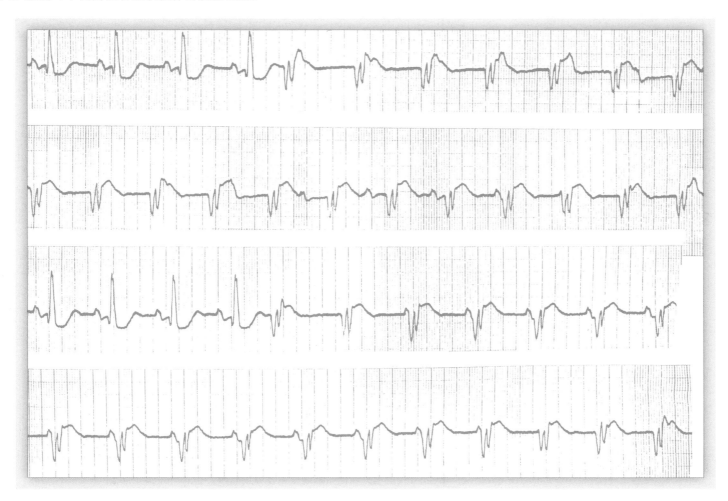

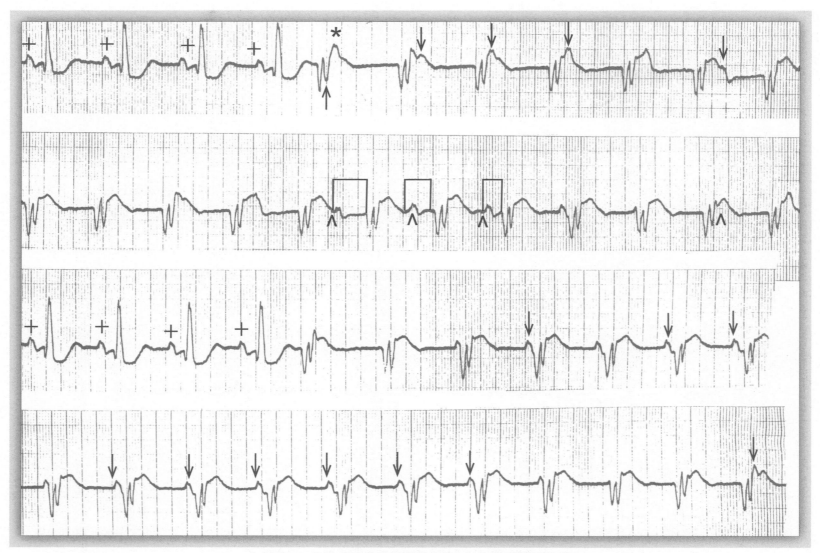

心电图 52A 分析：**窦性心律，房室分离伴有加速性室性自主心律。**

这是一份摘取自心电遥测记录上的心电节律。前两行是连续的,同样,后两行也是连续的。第 1 条中共有四个连续的略宽 QRS 波群(0.12s),每个 QRS 波群前方均有 P 波(+),PR 间期恒定(0.20s)。所以,这是一份窦性心律心电图,心率 60 次 / 分。但是,第五个 QRS 波群(↑)是提前出现的,前方没有 P 波,形态也不同于前四个 QRS 波群。进一步测量 PP 间期,会发现恰好在第五个 QRS 波群(*)的末端存在一个 P 波,形态与 R′波相似。之后的 QRS 波群与第五个 QRS 波群形态相同,节律为 70 次 / 分。虽然 P 波不明显,但是可以发现因为嵌入或叠加 P 波而发生形态改变的 T 波和 ST 段(↓)。第二条心电图中 P 波(∧)的节律为 60 次 / 分,与最初的窦性心律的节律相同。P 波和 QRS 波群是分离的,因为 PR 间期是多变的(⌐),部分 P 波恰好叠加在 QRS 波群上。所以这是一份房室分离的图形。因为心房的节律比心室的节律慢,所以房室分离是由于加速性室性自主心率造成的。

倒数第二条心电图中有四组 QRS 波群,它们前方都有 P 波(+),PR 间期也是恒定的,但是它们不同于窦性心律时的 QRS 波群及 P 波(↓),仍是房室分离的图形,也就是说,这些图形的 PR 间期是有轻微不同的。但是,在这条图形中心房的频率和心室的频率是相同的(都是 62 次 / 分)。所以这是一个心室自主节律合并等律性分离的图形,也就是说,这是一个房室分离但是心房和

心室的节律是相同。这种房室分离的病因不易确定。因为在完全性或Ⅲ度房室传导阻滞时心房的频率比心室的频率要快;而当存在快速的低位起搏点时(此案例为心室),心房的频率就比 QRS 波群频率慢;当 P 波的频率与 QRS 波群的频率相同时,心律失常的病因便不清晰,这种心律失常就叫作等律性分离。

考虑到患者既往存在慢性肾脏疾病,此时的心律失常可能是由于近期开始应用洋地黄类药物后的毒性反应。洋地黄的毒性主要是通过提高迷走神经张力和增强中枢交感神经的活性从而抑制正常心脏起搏点(窦房结和房室结)的活性,通常发生地高辛中毒时。此时窦房结和房室结的兴奋被抑制,交感神经兴奋刺激心室产生加速性的低位起搏点,从而导致加速性室性自主心率。

房室分离和加速性室性自主心律的共同的体格检查结果有:
- 脉搏强弱不等,是由于心房、心室收缩时充盈体积的不同,每搏搏出量多变。
- 大炮音,当心房收缩同时三尖瓣关闭时产生的巨大的第一心音(大炮音可能与颈部的搏动感相关)。
- 第心音强弱不等,主要是由于二尖瓣和三尖瓣在心室收缩时关闭程度不同。■

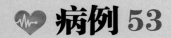

患者因间断发作劳力性胸闷、呼吸困难 24 小时前来咨询。患者既往患有糖尿病、高血压并有冠心病家族史。

心电图 53A

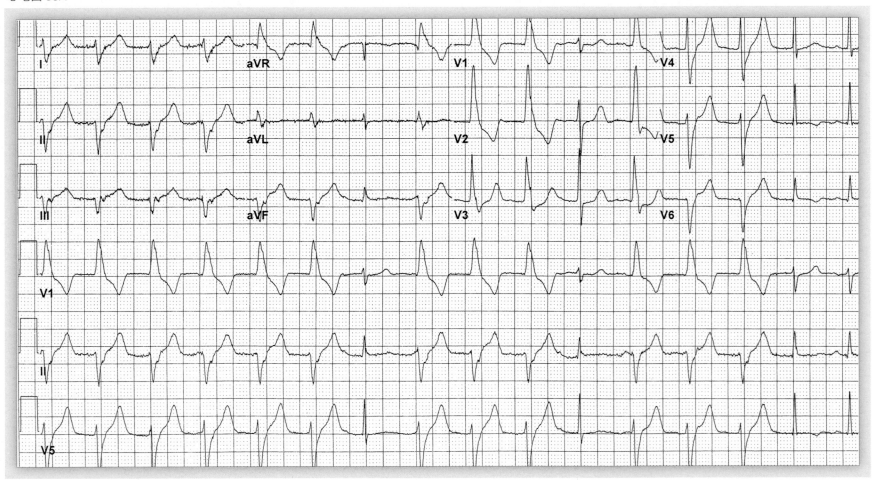

体格检查发现他的心音和脉搏都不规律。将患者的目前的心电图（53A）和 1 年前的心电图 53B 比较。

图中宽 QRS 波的起源在哪里？
你将如何处理患者目前的心律失常？

心电图 53B

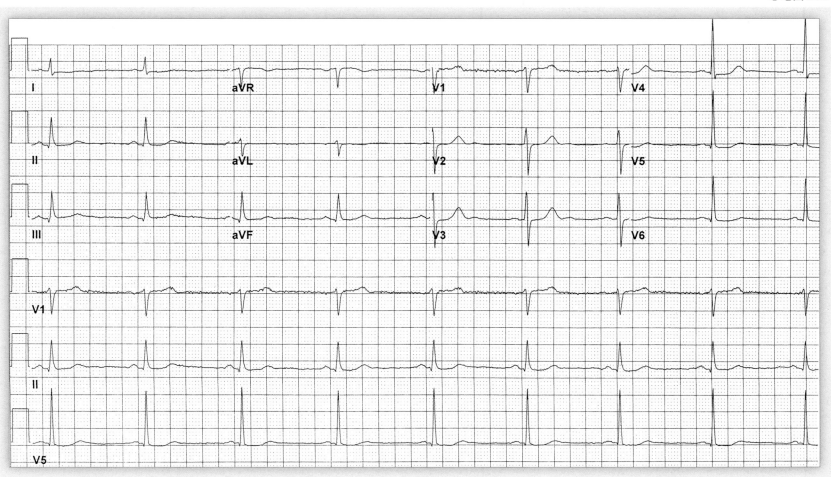

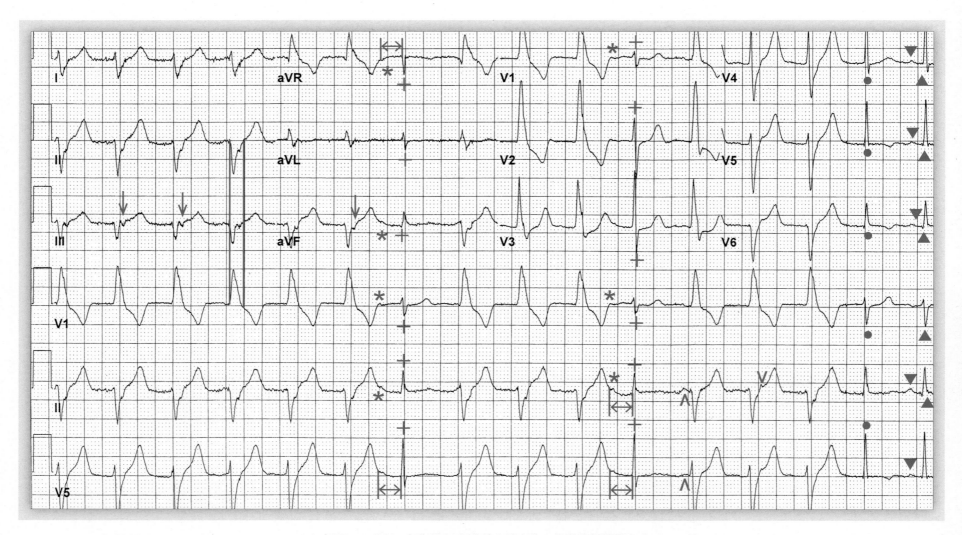

心电图 53A 分析: 房室分离,加速性室性自主心律伴有频繁融合波。

心电图 53A 显示节律规则,心率 92 次 / 分。图中有两种形态的 QRS 波群。大部分的 QRS 波增宽,时限 0.16s。增宽的 QRS 波前面没有 P 波,形态异常(不呈左束支或右束支阻滞型),电轴不确定,在 -90°~±180°(Ⅰ、aVF 导联 QRS 波向下)。这些特征符合心室起源的 QRS 波。重要的是,不确定电轴伴宽 QRS 波是冲动直接激动心室肌引起,可见于起搏(双室起搏)心律、W-P-W 及室性心律三种情况。尽管在Ⅲ导和 aVF 导联(↓)的 QRS 波群尾部存在顿挫,但这些顿挫仍是 QRS 波群的一部分,可以通过对比其他导联对应的 QRS 波宽度来确定(‖)。

图中可见 4 个窄 QRS 波群(+, ●, ▲)间期为 0.08s(第 7、11、15 和 16 个 QRS 波群)。在第 7 和第 11 个 QRS 波群前存在 P 波(*),PR 间期相同(↔),都是 0.26s。这些都是窦房结发出的激动。仔细地观察Ⅱ导的长条带,在第 12 个 QRS 波群前可见心房的活动(∧),这个 QRS 波是宽的,形态同其他宽 QRS 波群相同。这组波的 PR 间期(0.12s)比第 7 和第 11 组的 PR 间期短。所以这组波 QRS 波群不是 P 波下传引发的。此外,在第 13 个 QRS 波群的 ST 段存在一个凹陷(∨),这个凹陷实际上是一个叠加在此的 P 波,表明存在潜在的心房活动和心室活动分离。观察几个连续的 P 波,可以发现心房的节律为 75 次 / 分。房室分离,心房的频率低于心室的频率表明存在加速性的低位起搏点。

判定这个低位起搏点位于心室(而不是交界区)的原因是因为融合波的正常形态是窄的波群(+)。这种窄的夺获波形叫作 Dressier 波。无论是融合波还是完全性夺获的波形(Dressier 波)都证实房室分离的存在。房室分离伴有宽 QRS 波形是室性心律的标志。综上,这是加速性室性自主心律(AIVR)或者缓慢性室性心动过速。

最后的两个 QRS 波群同样是窄的。在第 15 个(倒数第二个)QRS 波群(●)前没有明显的心房活动,这可能是因为 P 波隐藏在了前面的 T 波内。最后一个(第 16 个)QRS 波群(▲)前面有一个 P 波(▼),PR 间期为 0.16s,这是窦房结触发的激动。这两个 PR 间期是存在差异的,夺获波(+)的 PR 间期(0.26s)更长,这是房室结激动隐匿性逆行性传导的结果。隐匿性逆行传导的心室激动作用在房室结,会导致房室结的细胞处在不应期,窦房结的激动不能前传,最终导致房室分离的发生。然而,当窦房结的激动在一个恰当的时机(出现在室性波群之后)进入房室结,也就是说部分房室结已经从不应期中恢复(即房室结并没有完全从不应期中恢复),此时的激动是可以下传的,只是下传的频率较慢因为只有部分房室结是有活性的。第 16 组波形是室性夺获伴有长 PR 间期的图形。这是一种心室起源的逆行性隐匿性传导的结果。

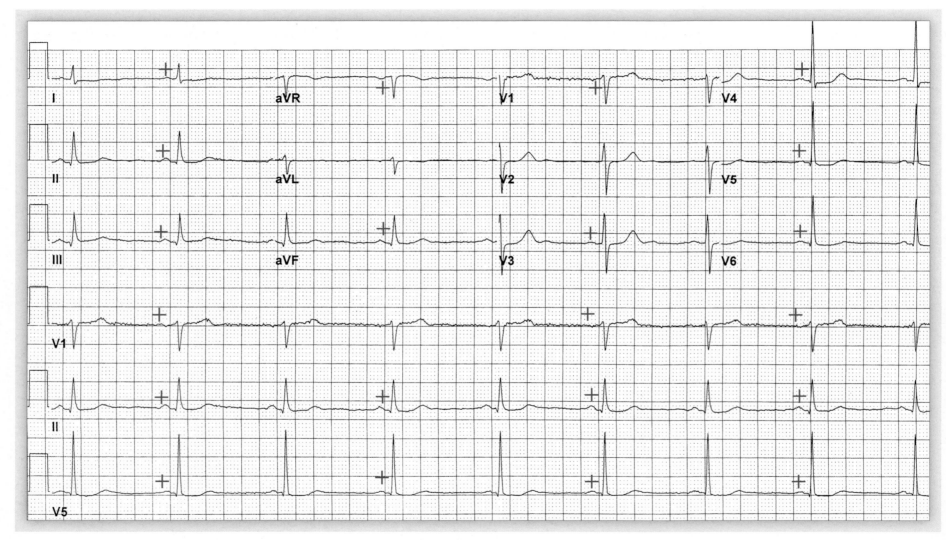

心电图 53B 分析: **窦性心律**。

　　房室分离时间断的出现房室传导伴有融合波或 Dressier 波是由于心室的频率较慢，给房室结激动的前传留下了较多时间。

　　考虑到患者间断胸痛的病史，这名患者应进一步评估是否存在心肌缺血，因为 AIVR 通常出现在冠脉再灌注后（无论是自发的还是介入或溶栓治疗后的）。因此，患者可能是间断地出现血管闭塞并且自发地开通。如果没有发现明显的冠状动脉疾病，那么就应该应用 β 受体阻滞剂或者抗心律失常药物控制 AIVR 的发作（因为患者症状的发作可能 AVIR 相关）。

　　心电图 53B 的节律为 50 次 / 分。QRS 波群的间期（0.08s）、形态和电轴都（在 0°～+90°）是正常的（Ⅰ 导和 aVF 导联 QRS 波群正向）。QT/QTc 正常（460/420ms）。QRS 波群前存在 P 波（+），PR 间期恒定（0.16s）。QRS 的间期和形态和心电图 53A 中窄的被夺获的 QRS 波（Dressier 波）相同。PR 间期和心电图 53A 中最后一组波群中的窦房结发出的波群是相同的。这表明心电图 53A 中窄的 QRS 波群是窦房结的激动经房室结传导的引起的。■

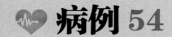
男性患者,65 岁,因头晕、心悸入院,既往有冠心病病史。患者入院心电图
为心电图 54A,既往心电图为 54B。

心电图 54A

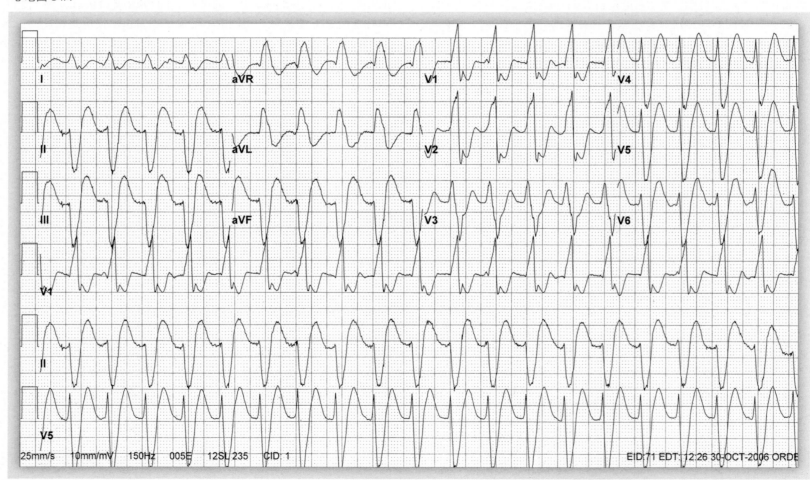

此患者的心律失常是什么类型?

这种心律失常的病因是什么?

支持目前诊断的心电图特征是什么?

明确此诊断的心电图特征是什么?

心电图 54B

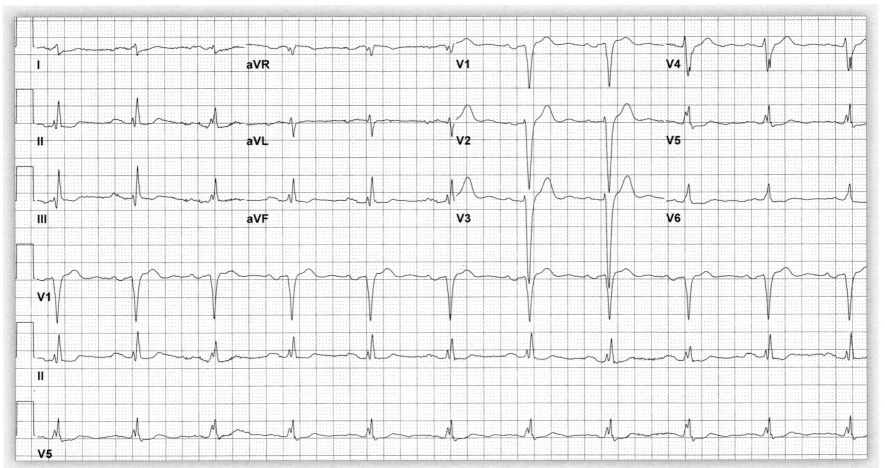

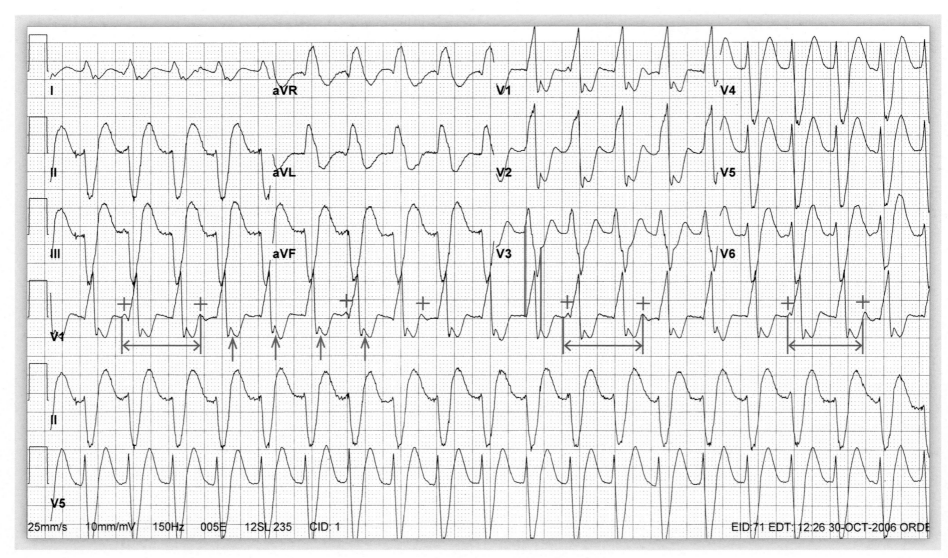

心电图 54A 分析：单型性持续室性心动过速。

心电图 54A 的基线心率为 130 次 / 分，为宽 QRS 波群（0.20s）。QRS 形态异常并且与典型的右 / 左束支传导阻滞不同。尽管 QRS 波群前没有明显的 P 波，但是心房的活动存在明显证据（+），最为清晰的是在 V_1 导联，如第 2、7、12、17 个 QRS 波群前和第 3、8、13、18 后（在 T 波后可见一个正向的波形，这个波形后没有对应的 QRS 波群）。值得注意的是在 $V_1 \sim V_2$ 导联（↑）标示的 QRS 波群后的正向波形，实际上并不是 P 波，而是 QRS 波群的一部分。明确的方法是通过测量 QRS 波群的最大宽度（如，V_3 导联）并与 $V_1 \sim V_2$ 导联（‖）的相应的 QRS 波波群宽度比较。

所以说心电图 54A 中的 P 波和 QRS 波群并不存在对应关系（即图中的 PR 间期并不固定，是多变的）；也就是说这是一份房室分离的图形。房室分离的诊断并不是说"全队列"的 P 波和 QRS 波群都没有关系，而是说 P 波可以和部分（但不是全部）QRS 波群存在关联。图中心房的频率为 72 次 / 分，因为图中任何两个相邻的 P 波（↔）的间距的是相同的即 72 次 / 分。宽 QRS 波形心动过速合并房室分离并且心房的频率低于心室的频率（也就是说低位起搏点夺获）是持续性室性心动过速的特征。所有的 QRS 波群形态相同，说明这是单一源性室性心动过速。房室分离的出现是因为心室的激动传导到房室结但并不能逆传到心房。这种激动完全夺获的房室结，防止了窦性激动的前传导致心律失常难以纠正。因为心室的激动并没有逆传至心房，所以窦房结的活动并没有被抑制或是驱动。

大约有 80% 的宽 QRS 型心动过速是心室源性的，在存在结构性心脏病的患者如陈旧心梗患者中，这一比例更高（＞ 90%）。单型性持续室性心动过速在缺血性心肌病患者中的病理学基础并不是缺血发作而是由于先前的心肌损伤及瘢痕形成。心肌电传导的重塑是发病过程中的主要机制，正常心肌包裹瘢痕心肌（瘢痕依赖的）可能形成了折返电路。

因此，当重塑的折返环路包含有活性的浦肯野纤维或者旁路经过瘢痕组织或者浦肯野纤维或者旁路涉及到瘢痕周围的一些存在活性的心肌，这些浦肯野通路有不同的传导性和不应期。它们和正常的心室肌一起，形成一个电路。

区别室性心动过速和室上性心动过速伴差异性传导是临床工作中的一项

挑战。室上性心动过速的起源可能是窦房结、心房或房室结及交界区。宽的波形可能是频率相关性或功能性束支传导阻滞造成的，也可能是潜在的传导系统疾病在正常窦性心律情况下就存在。其他的引发宽 QRS 波形的原因包括起搏器心律（起搏器跟踪房性心律失常或起搏器介导的心动过速），窦性或房性心律不齐合并有预激综合征，或预激综合征逆传导致的心动过速。

对于宽 QRS 波心动过速患者的最初评价的内容应当是患者的生命体征及意识水平。无论病因，宽 QRS 波心动过速合并有血流动力学不稳定的患者首先应接受电复律治疗，随后接受积极的心血管生命支持治疗。快速性心律失常导致血流动力学变化的后果，与心律失常的病因相关性并不大，反而与心动过速的频率及潜在心脏疾病类型、程度相关。

区别室性心动过速和室上性心动过速伴差异性传导的心电图特征包括以下几点：

- 室性心动过速的最重要特征是房室分离（即 PR 间期不等，P 波与 QRS 波群无对应关系）和心室率快于心房率。房室分离在室上性心动过速伴差异性传导患者中极为少见。支持房室分离诊断的依据是融合波或完全性室性夺获波（也叫 Dressier 波）。融合波或者完全性夺获是由于经房室结前传下来的激动和心室的激动部分（发生融合）或全部重合。通常发生在心室的心动过速频率较慢的时候，因为此时只有较少的心室激动逆传到房室结，同时窦房结发出的激动也更有可能进入房室结。

- 对于室上性心动过速，不管具体的病因是什么（起源于窦房结、心房或房室结），激动总是通过同样的路径（有的是通过正常的房室结希氏束，有的是通过旁路）来兴奋心室的，因为兴奋心室的程序是相同的，所以所有的 QRS 波群的形态是相同的，此外，所有的 ST-T 段形态也是相同的。相反的，室性心动过速是由于心室肌形成小的环路或者绕过普肯野纤维形成了旁路，因为心室激动的模式和向量总是变化的，所以心室激动的方向或激动的顺序是多变的。所以，此时的 QRS 波群和 ST-T 段形态会存在或多或少的差别，存在差异的 ST-T 波形态也可能是因为房室传导阻滞叠加了 P 波。

- 电轴不确定（Ⅰ 导和 aVF 导联 QRS 波群负向）伴有宽的 QRS 波只出现

在心室直接激动绕过了正常通路的情况下。只要电流经过正常的希氏束传导系统,无论是否存在差异性传导,都不会出现不确定的电轴。所以这可能是室性的节律(特别是双心室起搏)或者提前激动的心律(预激综合征)。

- 胸导 QRS 波群均呈正向(即在 V_1~V_6 导联导联 R 波高大)是心室直接激活,绕过正常的希氏束传导系统的证据(如心室的自发节律或预激的 QRS 波)。任何类型的室上性心动过速都会经过希氏氏,不会出现胸导一致性正向 QRS 波群。相反的,一致性的负向的 QRS 波群在典型的左束支传导阻滞时会出现(即在 V_1~V_6 导联呈深 QS 型),因此一致性的负向的 QRS 波群没有意义。

- QRS 波群超过 160ms 通常出现在室性心律时而不是束支传导阻滞时。除非患者患有扩张性心肌病(此时心肌广泛的纤维化同时伴有显著地心室内传导延迟)或者是高钾血症时可能出现大于 160ms 的室上性的宽大的 QRS 波群(由于显著的传导减慢)。大于 240ms 的 QRS 波通常出现在高钾血症时。

- 明显的 QRS 波的电轴偏移,尤其是向左偏移,提示但不能确诊心室源性的心动过速。向右偏移的电轴或正常的电轴对判断 QRS 波的起源并无帮助。

- 通常来说,宽 QRS 波型室上性心动过速的 QRS 畸变是因为终末部分心室激动的延迟造成的(因右 / 左束支传导阻滞而导致心室肌激动的延迟)。QRS 波群的前半部分形态依然正常是由于心室的电活动初始的通路仍是正常的,依旧要经过束支和浦肯野纤维。相反的,室性心动过速的激动并不经过浦肯野纤维系统,而是由于直接的心室激动。这种直接的心室激动传导缓慢,所以整个 QRS 波群,包括起始部分,都是宽大畸形的,这反映了心室弥漫性传导减低。所以,如果任何一个胸壁导联出现 RS 波形,或 R/S 小于 1(表明 QRS 波形的增宽是由于尾部增宽或 S 波增宽),或 R 波的宽度小于 100ms,此时心室活动前半部分的形态是正常的,高度提示传导阻滞是造成 QRS 波宽大畸形的原因。相反的,如果如果 R/S 大于 1,R 波宽度大于 100ms,此时心室活动的前半部

分形态异常,提示宽 QRS 波是心室源性的。这一标准不适应于严重的扩张性心肌病患者,因为这些患者由于存在广泛的纤维化而使整个心室的电活动减慢;同样也不适应于预激综合征患者,因为这些患者在心室传导的最初就存在旁路。

- V_1~V_6 导联的具体的 QRS 波形态对于鉴别 QRS 波来源并未有决定性价值,尽管这可能会提示一些特殊的病因。这种关系通常是基于统计学的相关性,因此有大量的重叠。在窦性心律伴有明显心室内传导阻滞(IVCD)时,用 QRS 波群的形态学标准判断易将之与室性心律混淆,限制了它的应用。更重要的是,这一标准不能有效区分心室或期前收缩的波形。

形态学标准如下:

- V_1 导联 QRS 波呈单相 R 波形或双向的 qR 型提示室性心动过速,这种情况下不见 RSR′型。
- V_1 导联 QRS 波形呈三相的 RSR′或 RSR′波群(通常所说的"兔耳"征)提示室上性心动过速。特殊的一点是,如果此时 RsR′波中 R 波(正向波群的起始部分)高于 R′波(正向波群的结尾部分),那么此时则倾向于是室性心动过速。
- V_6 导联呈 rS 型(R 波低于 S 波)提示室性心动过速,相反的,V_6 导联呈 Rs 型(R 波高于 S 波)提示室上性心动过速。
- V_1 或 V_2 导联 R 波起始部分增宽,持续 40ms 及以上提示室性心动过速。相反的 V_1 或 V_2 导联 R 波起始部分缺失或持续时间小于 40ms 提示室上性心动过速。
- V_1 或 V_2 导联 S 波下行部分存在挫折或顿挫,导致从 QRS 波的起始到 QS 波或 S 波结束的间期等于或大于 60ms 提示室性心动过速。相反的。S 波下行部分光滑,间期小于 60ms 提示室上性心动过速。
- V_6 导联出现明显 Q 波或 QS 波形提示室性心动过速,相反的,V_6 导联没有 Q 波提示室上性心动过速。

在心电图 54A 中,由于存在房室分离,ST-T 段形态多变,所以诊断室性心动过速。但是,室性心动过速其实还存在其他的特点,包括 QRS 波群宽度超过

160ms，电轴左偏（Ⅰ导联 QRS 波群正向，Ⅱ导和 aVF 导联 QRS 波群负向），
V$_1$ 导联 R 波起始部分增宽（> 40ms），V$_2$~V$_3$ 导联 R 波宽度大于 100ms 并且
R/S 小于 1。

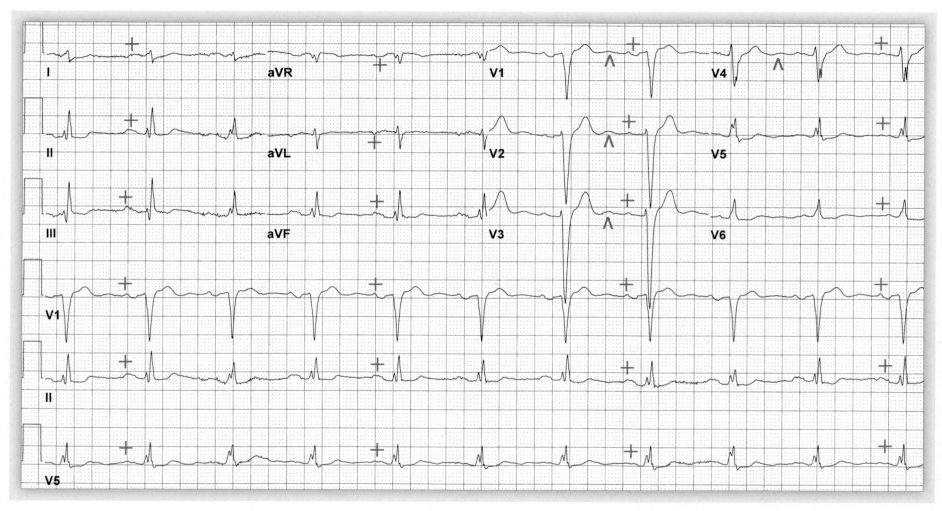

心电图 54B 分析：**窦性心律，Ⅰ度房室传导阻滞，室内传导延迟，左房肥厚（或左房异常），非特异性 ST-T 改变。**

心电图 54B 显示的心律规整，为 62 次 / 分。每个 QRS 波群前存在 P 波（+），PR 间期恒定（0.22s）。P 波在 I、II、aVF 和 V$_4$~V$_6$ 导联正向，所以，这是一份窦性心律伴 I 度房室传导阻滞的图形。P 波增宽（0.18s），是左房肥大或左房传导阻滞的特点。QRS 波形增宽（0.14s），但不是典型的右 / 左束支传导阻滞图形，所以这是非特异性室内传导阻滞。QT/QTc 正常（420/430ms、较正延长的 QRS 间期后为 360/370 ms）。存在广泛的 ST-T 改变（如 T 波低平）。V$_1$~V$_4$ 导联的 U 波（∧）是正常的变异。

将窦性心律时的 QRS 波形与心电图 54A 中室性心动过速的 QRS 波群相比较，区别点非常明显，包括 QRS 波群的形态，房室分离。ST 段及 T 波的改变。∎

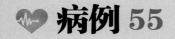
女性患者，78岁，因低血压和意识改变急诊入院，患者患有缺血性心肌病，既往发生过心肌梗死，左室射血分数为 30%。患者目前收血压为 80/mmHg，脉率规整。入院心电图为 55A，随后在患者入院治疗期间再次描记的心电图为 55B。

心电图 55A

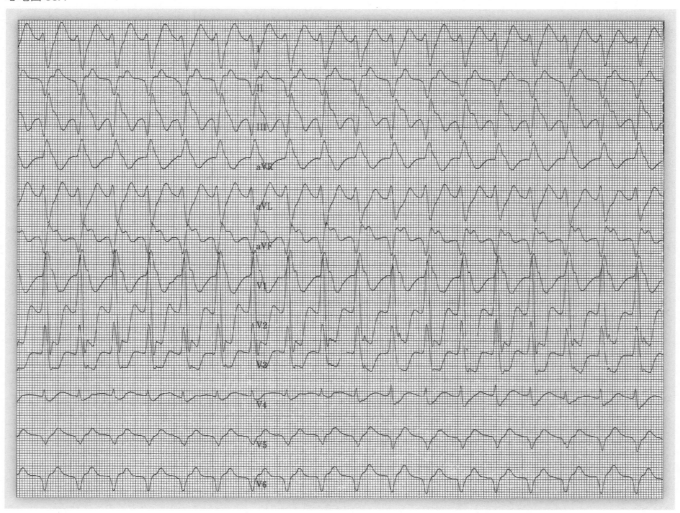

此患者是什么类型的心律失常？
你认为此患者目前病情严重吗？

心电图 55B

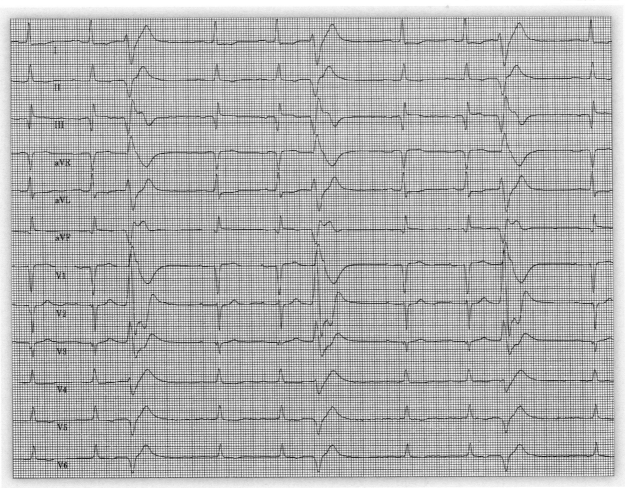

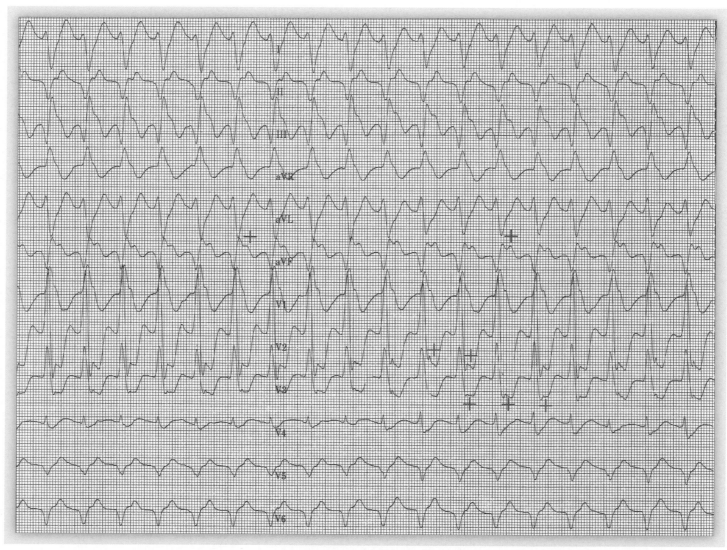

心电图 55A 分析：**持续单一型室性心动过速。**

心电图 55A 所示的是一份宽 QRS 型心动过速，QRS 间期 0.18s,频率为 120 次 / 分。电轴不确定,在 -90°~±180°（Ⅰ 导和 aVF 导联 QRS 波群负向）。图中在 QRS 波群前没有明显的心房活动（即明显的 P 波）。QRS 波群形态异常,尽管和右束支传导阻滞图形相似,但并不是典型的右 / 左束支传导阻滞。此外,电轴不确定；V_1 导联 R 波高宽,没有 RsR′ 图形；V_6 导联 S 波的深度大于 R 波的高度都支持这是室性心律的诊断。在 aVF（+）和 V_2~V_3 导联形态多变的原因可能是由于包含了 P 波。QRS 波群前无对应 P 波,QRS 波群宽大畸形,电轴不稳都支持持续性室性心动过速的诊断。因为所有的 QRS 波群形态相同,所以这是单一源性的室性心动过速。考虑到患者目前的生命体征并不稳定,紧急电复律治疗是必须的。随后应尽快明确室性心动过速的原因如电解质紊乱、药物中毒或交感神经激活。尽管长期的缺血性心脏病会导致心脏结构的改变（既往心梗的部位会形成瘢痕）,但是 心肌缺血发作并不是持续性单一源性室性心动过速的形成。对于复律后的患者,应用胺碘酮或利多卡因等抗心律失常药物来预防室性心动过速的再次发作是合理的。

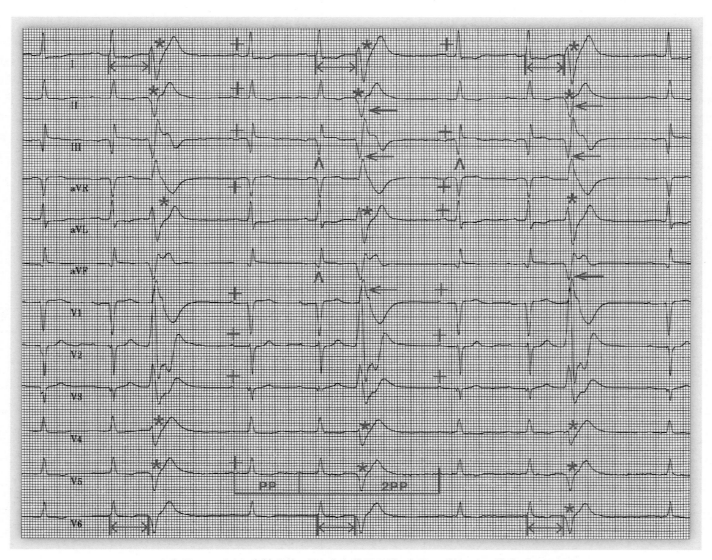

心电图 55B 分析:**窦性心律，Ⅰ度房室传导阻滞,室早三联律,陈旧性前壁心肌梗死。**

通过和心电图 55B 相比较,可以更加确定 55A 是室性心动过速的图形。心电图 55B 节律规整偶尔有早搏出现(*)。期前收缩和窦性心律间(↔)存在固定的关系(即偶联间期)。所以它的节律是规则的不规律。窄的 QRS 波群宽度处于正常范围(0.08s)。电轴正常,位于 0°～+90°（Ⅰ 导和 aVF 导联 QRS 波群正向)。aVF 和 Ⅲ 导联及 V₁~V₃ 导联可见病理性 Q 波(∧),表明之前发生了下壁前壁心肌梗死。每个 QRS 波群前都存在 P 波(+),PR 间期恒定(0.26s)。P 波波幅较小,在 Ⅰ、Ⅱ、aVF 和 V₄~V₅ 导联是正向的。所以这是窦性心律合并有一度房室传导阻滞 / 房室延迟。窦房结的频率是 60 次 / 分。QT/QTc 处于正常范围内(400/400ms)。提前出现的 QRS 波群较宽(0.18s),

形态异常且前方没有 P 波,这些 QRS 波的形态相同和典型的右 / 左束支传导阻滞图形并不一致。这是来源于同一兴奋灶的室性期前收缩。它们和窦房结的波形存在固定的关系(固定的联律间期)。它们都有对应的完全性代偿间期,也就是说早搏前后的 PP 间期是正常窦性心律时 PP 间期的 2 倍(⌴)。每三个 QRS 波群中就有一个是提前发出的,表明这是室早三联律。很重要的一点是图 55A 各导联中所有提前出现的早搏形态都相同,证明这是持续性单一源性室性心动过速。和心动过速的 QRS 波群相同,这些提前出现的 QRS 波群在 Ⅱ、Ⅲ 和 aVF 导联(←),存在病理性 Q 波,表明它们起源于下壁。这也支持激动起源于下壁心肌等死后形成的心肌瘢痕的推断。■

女性患者，60 岁，因突发心悸 6 小时急诊，既往有缺血性心肌病病史，她注意到她的脉搏比平时快很多。

医生体格检查后发现患者的脉率为 112 次 / 分，心音不规则，可以听到微弱的二尖瓣反流的杂音，此时的心电图为 56A，医生在图中发现了些异常，再次采集了心电图（56B）。

心电图 56A

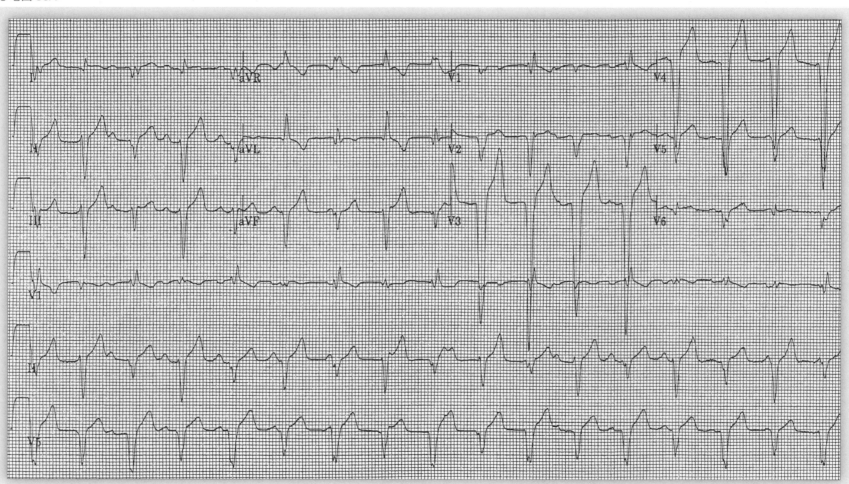

心电图 56A 的异常之处是什么?
它的节律正常吗?

如果不正常,那这是什么类型的心律失常?

心电图 56B

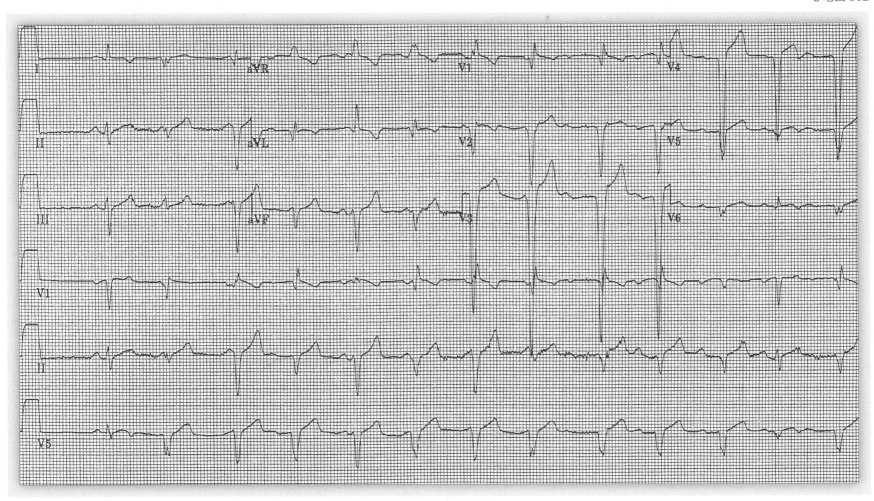

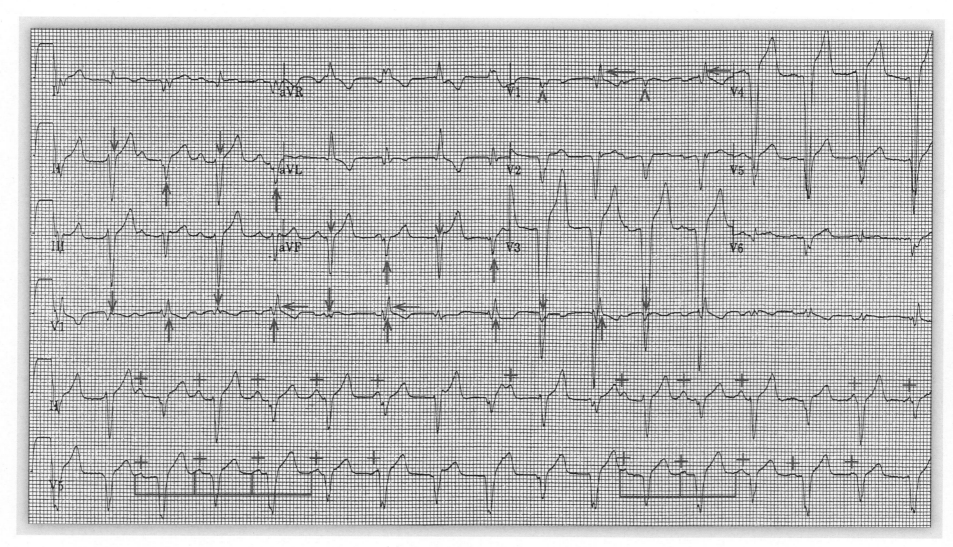

心电图 56A 分析:**持续性双向室性心动过速。**

心电图 56A 的基线心率为 112 次 / 分。图中可见明显 P 波（+），PP 间期（ ⎵ ）恒定，心房率稳定在 96 次 / 分。由于 P 波落在 QRS 波群或 T 波中，所以并不是全部 P 波都能看到，但是 P 波出现的间期是规整的。P 波在 Ⅰ、Ⅱ、aVF 和 V₄~V₆ 导联是正向的，所以这是正常的窦性心律。P 波和 QRS 波群间并没有对应关系（即 PR 间期是变化的）表明发生了房室分离，因为心室的节律比心房快，所以此患者房室分离是由于心室的加速性激动。

QRS 波群的宽度为 0.16s，但是每次心跳 QRS 波群的形态和电轴都是变化的。奇数的 QRS 波群（↓）电轴是极度左偏的，在 -30°～-90°（QRS 波群在 Ⅰ 导正向，在 Ⅱ 导、aVF 导联负向），这些 QRS 波群在 V₁ 导联与左束支传导

阻滞形态相似，呈 QS 型，但不是典型的左束支传导阻滞图形。偶数的 QRS 波群电轴不稳定，波动在 -90°～±180°（Ⅰ 和 aVF 导联 QRS 波群负向）。在 Ⅰ 导 QRS 波群呈 RSR′ 形态（←），可能是发生了右束支传导阻滞（RBBB），但此图形与典型的 RBBB 形态并不相同。宽 QRS 型心动过速合并房室分离是室性心动过速的特征。能够进一步证明心动过速是心室源性的证据是每个 QRS 波群都具有不确定的电轴，QRS 波形态也不是典型的 RBBB 或 LBBB 形态。电轴和 QRS 波群形态随心率变化的特点与双向性室性心动过速的诊断相一致。

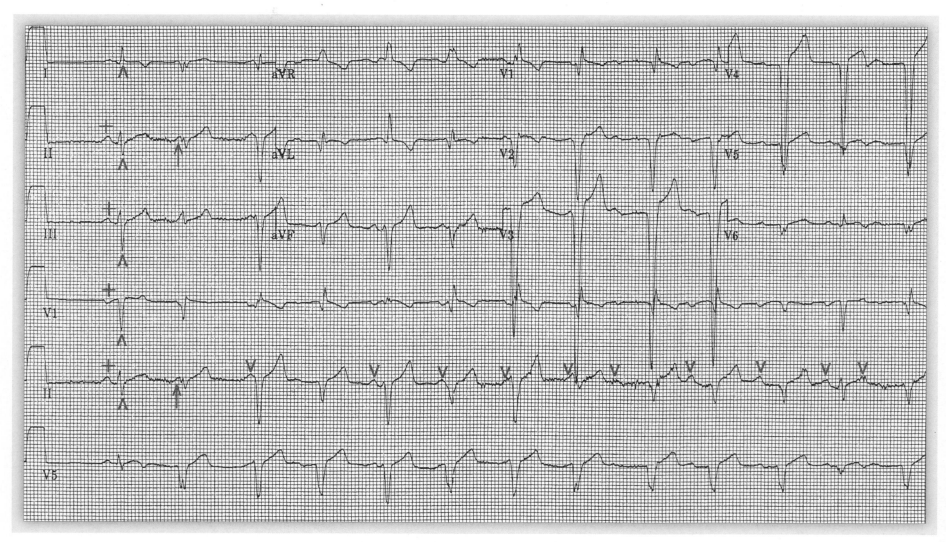

心电图 56B 分析：**窦性心律，双向性室性心动过速。**

心电图 56B 中的第一个 QRS 波群是窄的（∧），其前方有 P 波（+），PR 间期为 0.18s，QRS 波群的宽度和形态正常，所以这是正常的窦性心律。在第二个的 QRS 波前存在一个 P 波（↑），但是 PR 间期比第一组要短。此外，这个 QRS 波群的形态也不同，这可能是一个融合波（即心室自身激动的波形与经房室结 – 希氏束 – 浦肯野系统下传诱发心室激动的波形相融合），自此，以后的 P 波（∧）和 QRS 波群都是分离的。和心电图 56A 一样，QRS 波群的形态是变化的（虽然并不是每搏都变化）并且出现的两种形态与心电图 56A 中的形态相同。房室分离和融合波是室性心动过速的诊断性图形改变，QRS 波群形态随

心肌搏动而改变是双向性心动过速的特点。发生在地高辛中毒的双向性心动过速是交界性心动过速伴左和右束支阻滞交替出现或左前和左后分支阻滞交替出现，而双向性室性心动过速是因为心室肌内的折返灶从折返环路到心室肌可能有不同的出口。这可能是心肌复极改变的结果。但是，这种类型的室性心动过速的确切机制仍不清楚。

双向性室性心动过速常常发生在心肌存在严重病变的时候，如急性心肌炎（尤其是爆发性心肌炎）、失代偿性心力衰竭和急性心肌梗死。■

病例 57

以下心电图来自一位 74 岁患者,因急性 ST 段抬高型心肌梗死收治重症监护病房。患者两天前已接受抗栓治疗。患者植入了 Swan-Ganz 导管,主诉胸痛及呼吸困难并立即行心电图检查,在获得心电图结果时患者突发意识丧失并无法触及

脉搏。在此次急性事件发生前 30 分钟,护士发现患者肺毛楔压升高 15~25mmHg,伴增高 V 波及正常 y 下降,同时静脉血氧饱和度自 70% 升至 85%。

心动过速是什么?
临床诊断是什么?
您准备怎样紧急处置本患者?

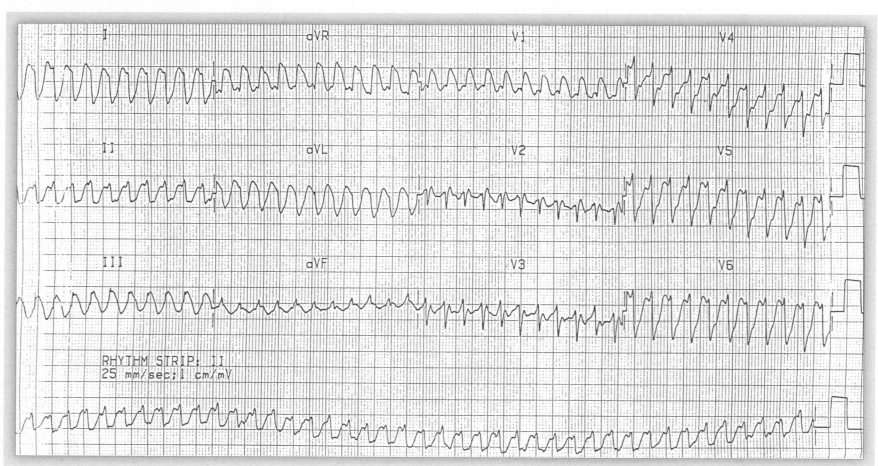

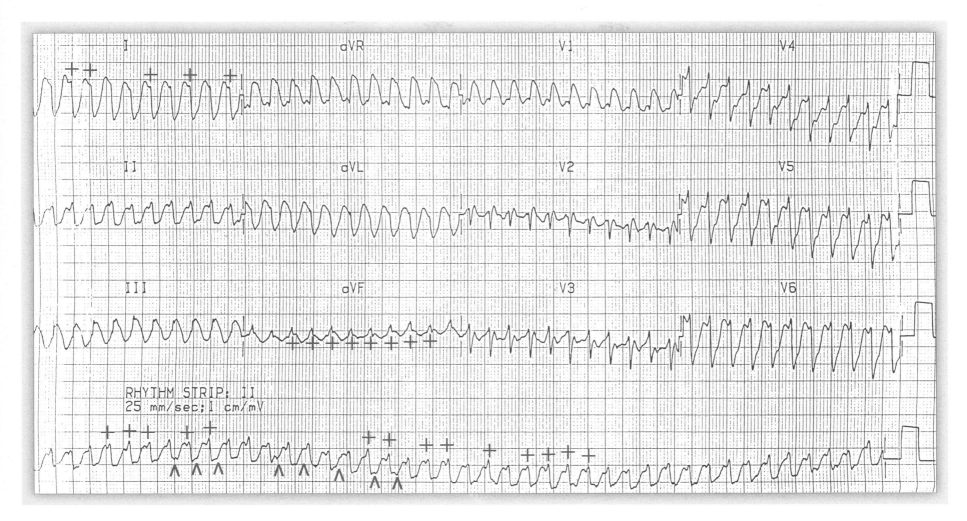

心电图 57 分析:持续性单形性室性心动过速(心室扑动)。

这是一个节率 270 次 / 分的规则心律。QRS 波时程 0.16s；QRS 波形态不正常，电轴右偏，在 +90°～+180°（Ⅰ 导联 QRS 波主波向上，aVF 导联 QRS 波主波向下）。仅有两种心动过速表现为大于 260 次 / 分的规则心律（房扑 1∶1 传导或室速，在此频率下通常称作室扑）。未见明显心房激动。所标记的为 QRS 波（+）及 ST-T（∧）的微小变异，在 Ⅱ 导联以及 Ⅰ 导联、aVF 导联（+）最为明显。这些是持续室速的特征。QRS 波形态单一，因此为单形性室速。在此心率下（>260 次 / 分），室速被称为室扑。

当心动过速伴随血流动力学障碍应当立即除颤，对于此患者来说，指征为患者无脉。重要的是，电复律（与 QRS 波同步输出较低能量的电击）在如此快的心率时是不合适的，因为很难区分 QRS 波及 T 波，电击有可能在 T 波顶端时输出。除颤是不与心脏同步的输出一个很高能量的电击。另外，应当给予 CPR 以及高级心血管生命支持，包括开放气道以及改善氧合（插管），胸外按压并在恰当的时间给予肾上腺素（或血管加压素）及抗心律失常治疗。如果脉搏恢复，应当确保采用血管加压素迅速纠正低血压。

如果不能获得其他的临床资料，近期急性心梗行溶栓治疗的病史提示室速的病因很可能是瘢痕形成。但是，室速的这种快速心率实际上提示患者存在潜在的心肌缺血，心肌缺血可以缩短心肌不应期，使室速的心率更快。紧急冠状动脉造影行进一步评估是被允许的。另外，也应该行急诊心脏超声检查评估心梗的机械并发症，包括乳头肌断裂、室间隔破裂及游离壁破裂。

但是，该患者基于 Swan-Ganz 导管检查结果可以明确诊断。急性乳头肌断裂伴严重二尖瓣反流和室间隔破裂伴左向右分流都可以引起静脉回心血量增加，出现 V 波增高，导致肺毛细血管楔压（PCWP）急剧升高。但是，仅有存在左向右分流的情况下，混合静脉血氧饱和度才从正常的 70% 升高至 85%。因此，该患者存在持续的室间隔破裂，一旦心律失常控制应进行紧急外科修补术。

游离壁破裂通常引起心脏填塞的生理学改变，左室和右室的舒张压同时升高，颈静脉波动图上表现为 y 波变浅，出现奇脉（即吸气时收缩压下降 >10mmHg）。■

42 岁男性患者,既往无心脏病史,以急性发作心悸及轻微头痛为主诉就诊急诊科。患者有心动过速但血压正常,120/80mmHg。心脏体格检查可见心尖搏动显著弥撒及向侧方移位,但听诊未闻及杂音或奔马律。由于心动过速行心电图检查(58A)。此次心电图同之前心电图(58B)进行比较。

心电图 58A

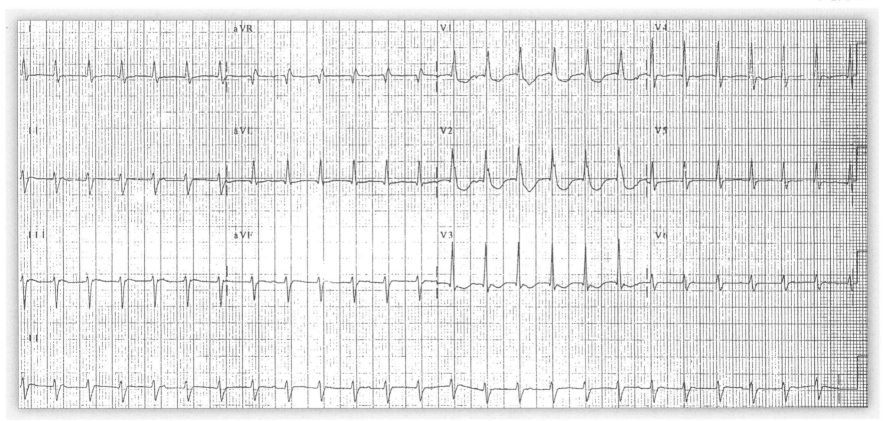

心电图 58A 所见的心律失常是什么?
心动过速的机制是什么?

心电图 58B

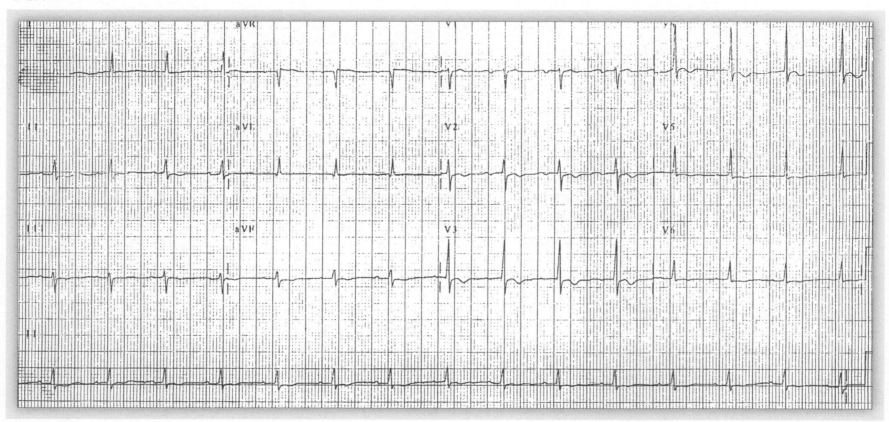

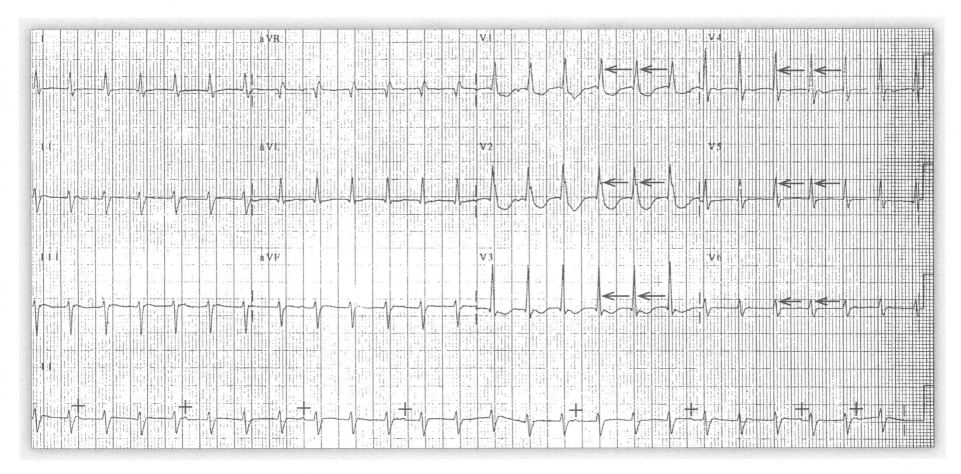

心电图 58A 分析：左后束支性室性心动过速（左室室性心动过速，维拉帕米敏感性室速，Belhassen 心动过速），房室分离。

心电图 58A 节律规整，心率 152 次 / 分。QRS 波时程 0.11s。尽管 QRS 波形态同右束支传导阻滞类似，然而它并非典型的右束支阻滞形态，其 V$_1$~V$_5$ 导联可见高的 R 波或 QRS 波（几乎）同步向上。电轴极度左偏，-30°～-90°（Ⅰ导联 QRS 波向上而Ⅱ，aVF 导联主波向下伴 rS 形态），同左前分支阻滞一致。值得注意的是 P 波同 QRS 波分离，尤其在Ⅱ导联更为明显（在第 2 及第 5 个 QRS 波之后，第 9 QRS 波之前，第 11 及第 16 个 QRS 之后，第 20 及 23 个 QRS 之前，以及第 24 个 QRS 波之后）。

尽管 QRS 波时程仅轻度增宽，AV 分离通常为室速的特征。室上性心动过速很少出现 AV 分离。能够引起心动过速及 AV 分离的情况包括急性心肌梗死或心肌病。另外，胸前导联（几乎）同步向上是室速的另一个特征。

重要的是，QRS 波形态应当同窦性心律时进行比较，如心电图 58B 所示。所标记的为每个 QRS 波前小的 P 波（+），伴有固定 PR 间期（0.20s）。P 波在Ⅰ、Ⅱ、aVF 和 V$_4$~V$_6$ 向上。因此这是正常窦性心律，心率 74 次 / 分。QRS 波时程正常（0.08s），形态正常。电轴生理性左偏，0°～+30°（Ⅰ导联及 aVF 导联 QRS 主波向上，Ⅱ导联 QRS 主波向下）。QT/QTc 间期正常（360/400ms）。■

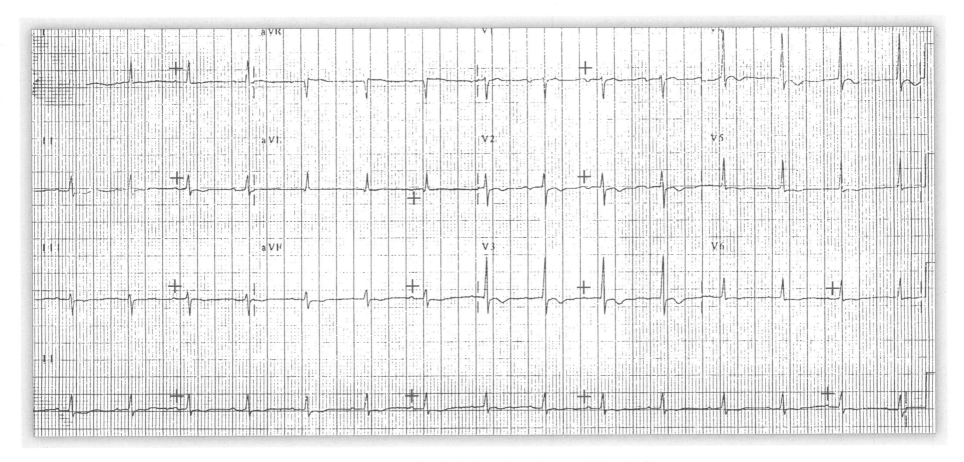

心电图 58B 分析:窦性心律,逆钟向转位,弥漫性非特异性 T 波改变。

由于心电图 58A 可见心动过速伴 AV 分离且 QRS 波形态同窦性心律时完全不同(可见左前分支阻滞以及 $V_1 \sim V_5$ 高 R 波,类似右束支阻滞形态)。QRS 波宽度轻度增宽。具有分支性心动过速的特点,其室性心动过速起源于心室内某一束支附近。电轴左偏及右束支阻滞图形表现可见于左后分支心动过速或消融左后分支时。分支性心动过速有称为左室室速、Belhassen 心动速或维拉帕米敏感性心动过速,因为这种药物可终止心动过速或防止复发。这种心动过速通常发生于无结构心脏病患者且相对无生命危险。治疗以药物治疗(维拉帕米或 β 受体阻滞剂)或手术(消融左后分支)。

分支性心动过速为折返机制所致,包括某一分支(本病例为左后分支)以及其周围的心肌。QRS 波时程相对正常(通常 >0.10 但 <0.12s),并可见 AV 分离。最常见类型为左后分支心动过速。QRS 波形态类似右束支阻滞(前壁高 R 波)伴有显著电轴左偏(左前分支阻滞)。■

56岁男性患者,有糖尿病、高血压病史及大量吸烟史,主诉休息时突发急性胸骨下段压迫感。患者否认心绞痛及活动后呼吸困难。初次心电图可见下壁 ST 段压低。初次心肌酶阴性。患者症状经硝酸甘油治疗后缓解,ST 段压低恢复。患者

开始阿司匹林、氯吡格雷、静脉内低分子肝素以及口服 β 受体阻滞剂治疗并收住监护病房,拟上午行心脏导管治疗。然后,患者胸部压迫感复发,伴有间歇性头晕发作。以下心电节律由心电监护获得。

是什么心律失常?
您应当对患者如何处置?

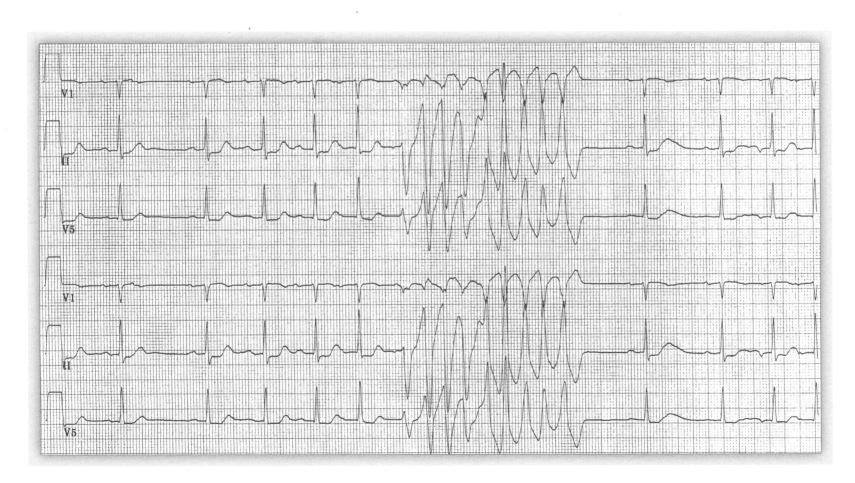

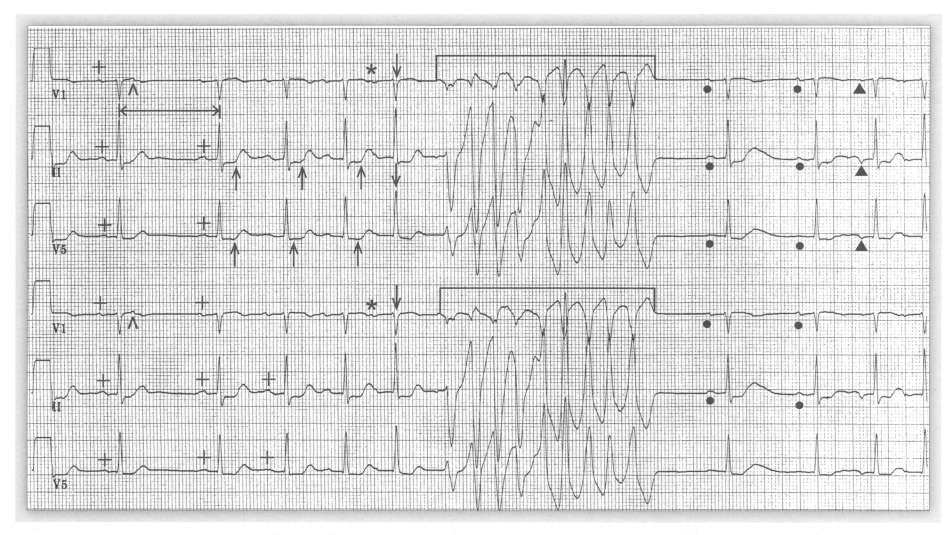

心电图 59 分析:非持续性多形性室性心动过速伴正常 QT 间期,窦性心律伴 Ⅰ 度房室传导阻滞,房性早搏,缺血性 ST 段压低。

心律的起始部分可见窄 QRS 波（0.08s）。心率 84 次 / 分。QRS 波前可见 P 波（+），P 波在 Ⅱ 导联及 V₅ 导联直立。据此这是窦性心律。PR 间期在第 1、2、3、4 个 QRS 波相同（0.24s）。第 5 个 QRS 波提前并由一个提前的 P 波引出。据此，这是一个房性早搏。第 1 和第 2 个 QRS 波之间的长间期是未下传导的房性早搏所致；提前出线的 P 波（∧）可在第一个 QRS 波的 T 波中看到。QT/QTc 间期正常（360/430ms）。

在心律中部可见宽 QRS 心动过速伴不规则节律且 QRS 波形态各异，包括电轴改变。这被称为多形性室速，并且为非持续性。多形性室速之后是 4 个窄 QRS 波之前均有 P 波，PR 间期固定。前两个 QRS 波具有与室速前初始心电图相同形态的 P 波；它们是窦性心律。之后直至最后的 QRS 波之前均有负向 P 波，为房性早搏。同样需要注意的是有 Ⅱ 导联及 V₅ 导联 ST 段压低，诊断为心肌缺血。

根据窦性心律 QT/QTc 间期，多形性室速有两种亚型：

如果基线窦性心律 QT 间期正常，如同本病例，发作性多形性室速，最常见病因为缺血。另一种少见病因为家族性儿茶酚胺性多形性室速，源于兰尼碱受体或肌钙蛋的 2 基因异常。

多形性室速伴有窦性心律基线 QT 间期延长叫作尖端扭转型室速。QT 间期延长可以是获得性（药物的影响）或先天性（基因异常所致离子通道病）。

在本病例，患者有经临床病史证实的复发性缺血，ST 段压低表现以及间歇非持续性多形性室速。应当使用静脉 β 受体阻滞剂以减少心肌耗氧及缺血，进而减少心动过速复发风险。静脉内硝酸甘油也应当使用以缓解缺血，其机制为减少静脉回流并降低左室壁张力。由于多形性室速的不稳定特性，患者应当接受急诊冠状动脉造影检查，如适合应当接受再血管化治疗。■

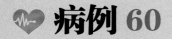

病例 60

22 岁男性患者,无心脏病史,有 4 年癫痫发作病史,主诉无征兆晕厥发作就诊于急诊科。患者被收住院并给予监护。入院后几小时,患者再次发作晕厥,期间心电监护记录如下。

是什么心律失常?
患者心律失常的病因是什么?

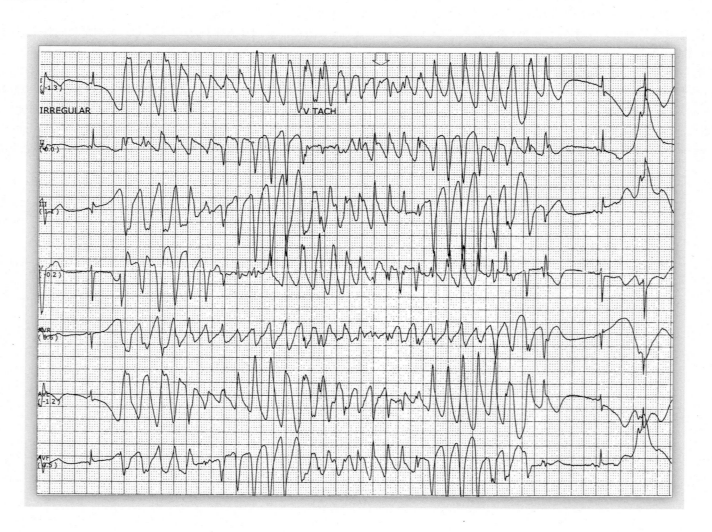

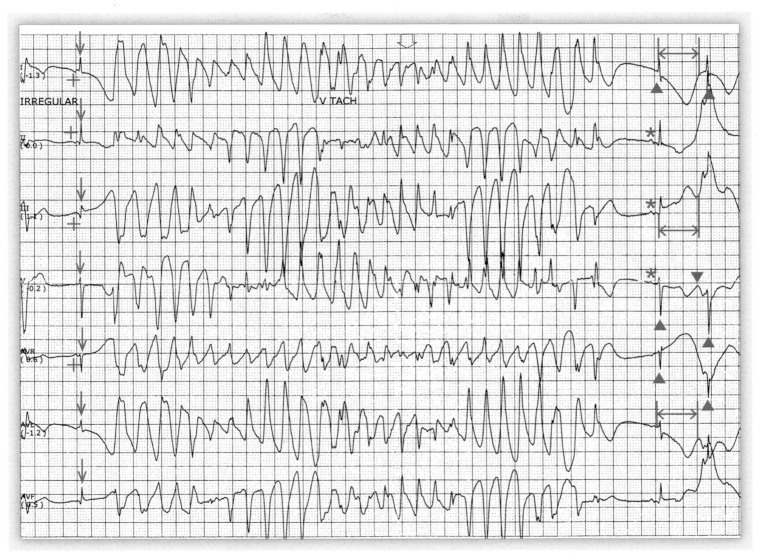

心电图 60 分析: 尖端扭转型室速(非持续性多形性室速伴 QT 间期延长)。

第一个 QRS 波时程正常，其前可见 P 波（+）。之后紧随 1 个宽 QRS 节律伴 QRS 波形态显著改变以及电轴改变，此为多形性室速。心电图最后两个 QRS 波同第一个 QRS 波相同，具有正常时程，之前可见 P 波（*）；因此，为室上性心律，可能为窦性节律。尽管由于 T 波被多形性室速发作打断，第一个 QRS 波群的 QT 间期难以确定，心动过速后第一个窄 QRS 波群的 QT 间期可以测量，其间期延长（600ms）。因此，多形性室速伴 QT 间期延长（窦性节律）被称为尖端扭转型室速。值得注意的是仿佛有一个 U 波加于 T 波之上，在 V_1 导联最明显（第四行）。这是指 QT-U 波，在先天性 QT 延长中最常见，伴有数年癫痫病史，其发作通常由未诊断的尖端扭转型室速所致，此种心电图是典型的先天性长 QT 综合征。先天性长 QT 综合征是一种离子通道病，包括钾、钠及钙离子通道。已经发现超过 10 个基因型突变可以引起先天性长 QT 综合征，但最常见的是一种编码钾离子通道的基因型突变（LQT1 和 LQT2）。在先天性长 QT（即 LQT1 or LQT2）的患者中，尖端扭转性室速通常在运动或交感神经兴奋性增强时诱发。心率加快时 QT 间期不能相应缩短，甚至可能更长，可以增加尖端扭转性室速的风险。另外，交感神经刺激可以增加早后除极的频率和振幅（动作电位 2 相延迟时发生低振幅膜电位震荡，可能引起 QT 间期延长），导致触发活动，发生尖端扭转性室速。

交感神经刺激使心率加快与先天性长 QT 综合患者发生尖端扭转性室速有关，所以 β 受体阻滞剂对预防尖端扭转性室速的复发通常十分有效。■

35 岁男性患者,为治疗外伤性背部及髋关节损伤而接受长期美沙酮治疗,由于心理状态改变由其兄弟送至急诊科。尽通过引导,他陈述由于严重的疼痛而服用常规剂量 2~3 倍的美沙酮。患者被收住院观察并给予监护。给予入院常规心电图检查(心电图 61A)。入院后几小时心电监护发现室性早搏并紧急呼叫住院医生。

行第二次心电图检查(心电图 61B)。紧随其后,心电监护显示更加令人担心的异常及心律问题(心电图 61C)。停用美沙酮 3 天后患者心理状态恢复正常。复查心电图(心电图 61D)。

心电图 61A

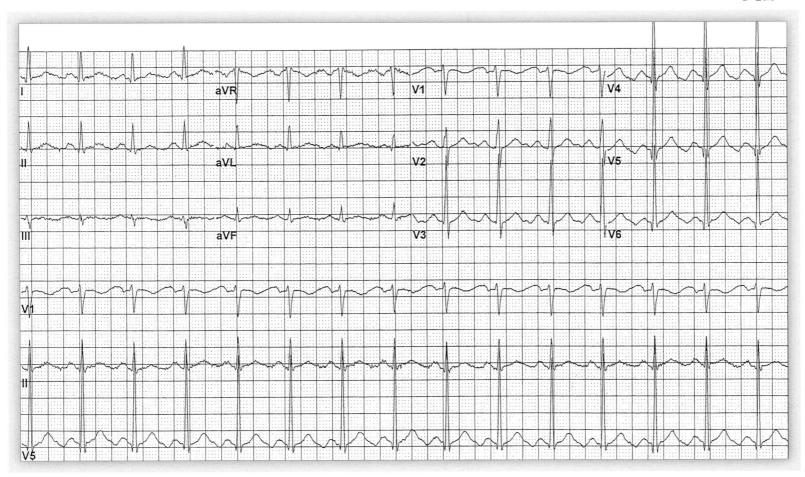

273

基线心电图（61A）正常吗?

心电监护有何表现（心电图61C）?

异常的原因是什么?

应给予什么治疗?

心电图61D 有何表现?

心电图 61B

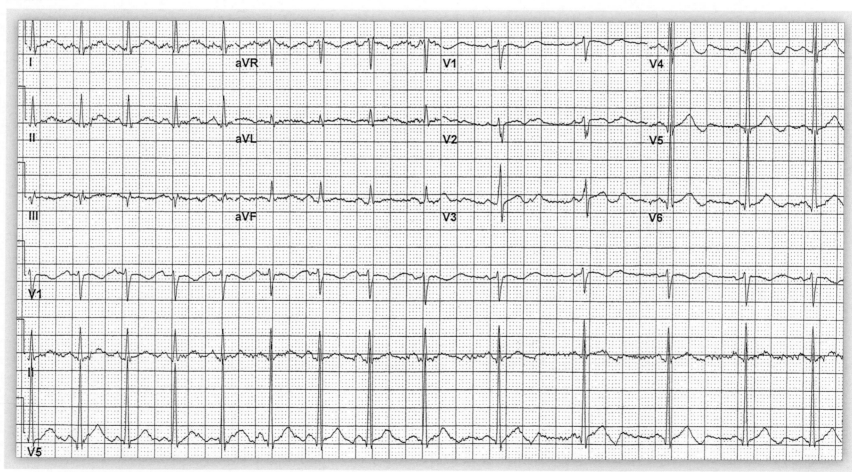

心电图 61C

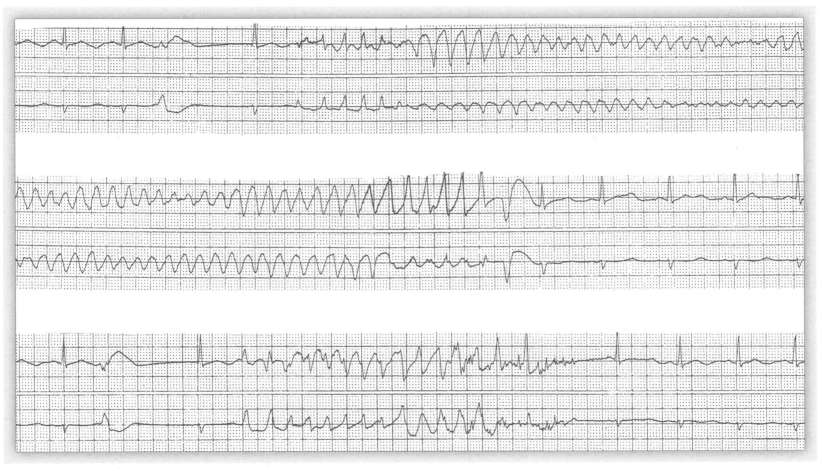

心电图 61D

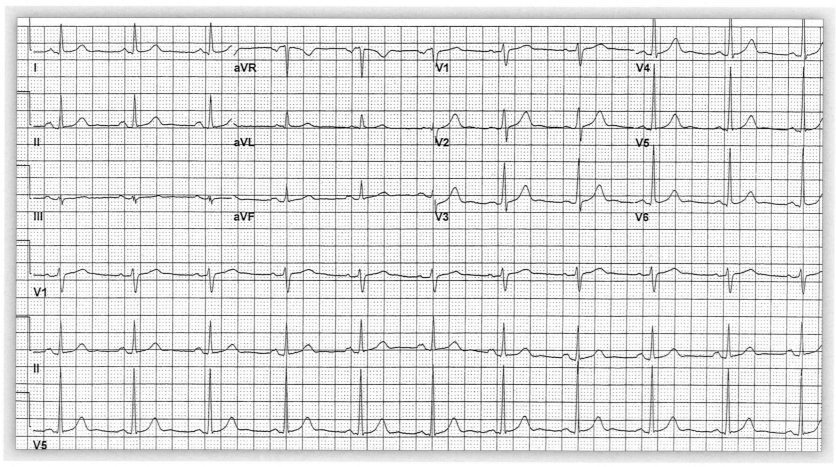

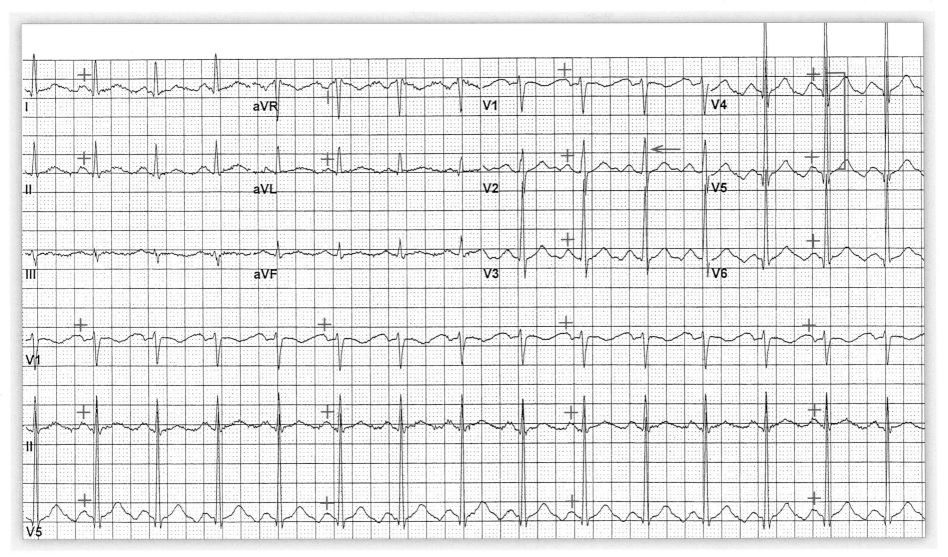

心电图 61A 分析:窦性心律,左房异常(肥厚),左心室肥厚。

在心电图 61A 心律整齐,心率 96 次 / 分。在每个 QRS 波前均有一个 P 波伴固定的 PR 间期(0.22s)。P 波在 Ⅰ、Ⅱ、aVF 和 V₄~V₆ 向上,因此,这是正常窦性节律。然而 P 波又有很大异常,它们非常宽且高,尤其在 V₁~V₆。这提示左房以及可能右房的肥厚(或异常)。

QRS 波时程正常(0.08s),电轴正常,在 0° ~ +90° （QRS 波 Ⅰ、aVF 导联直立）。QT/QTc 间期轻度延长(400/500ms)。QRS 波形态正常,尽管在 V₅ 可见异常高电压,同左室肥厚表现一致。然而,QRS 高电压同较瘦且没有肺部疾病的年轻患者一致。另外,过早移形以及逆钟向转位,伴 V₂ 导联高 R 波。这源自心脏轴在水平面的移位并根据自隔膜自下而上观察心脏的影像决定。当心脏电轴沿逆钟向转位,左心室向量出现更早并在右胸导联突出。

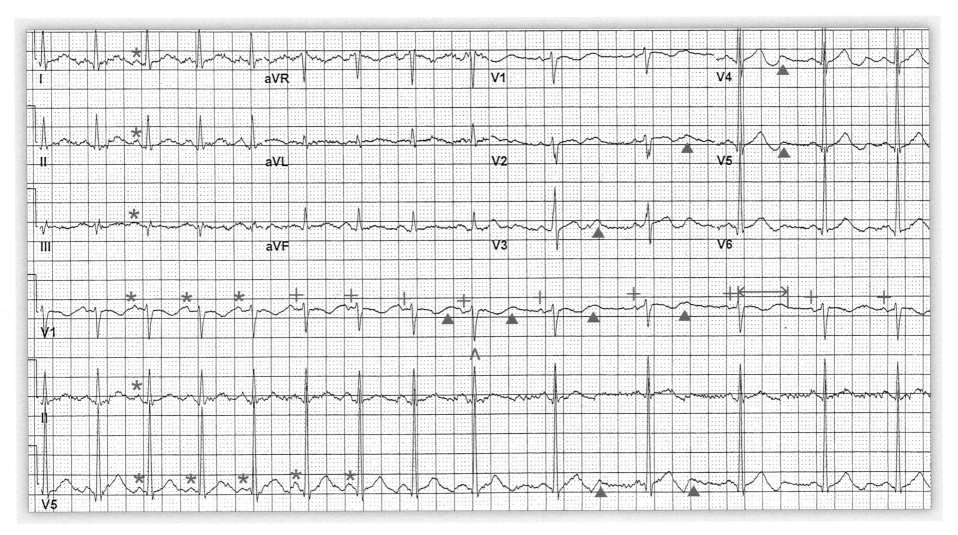

心电图 61B 分析:窦性心律,QT 间期延长,T 波异常。

作为心律逐步减慢然后加速的结果,心电图 61B 显示出不规则节律。平均心率 78 次 / 分。QRS 波时程、电轴以及形态均同心电图 61A 一致。前八个 QRS 波节律大约 100 次 / 分。同心电图 61A 一样,每个 QRS 波之间均可见 P 波且 PR 间期固定(0.20s)。P 波非常宽并且在 I、II、aVF 直立。因此这也是窦性心律。QRS 波时程正常(0.08s),电轴正常,在 0°～+90°（QRS 波在 I、aVF 直立）。同心电图 61A 一样,符合左室肥厚标准,V₅ 导联 R 波振幅 27mm。

然而,在前八个 QRS 波之后心率显著下降。随着心率减慢,真正的 P 波变得明显;它具有正常的时程,PR 间期 0.16s。现在可以确切地得知之前认为的所谓 P 波其实是异常 T 波的末尾部分。这可见于 QT/QTc 间期显著延长（600/680ms）。

心电图 61C 显示了 3 段节律。前两个是连续的。在第一段节律有两个窄的 QRS 波,之前均可见 P 波(+)。因此这是窦性心律。第三个 QRS 波为早搏,之前无 P 波,增宽且形态异常,同窦性节律显著不同。这是一个室性早搏,之后为一间期,然后是另一个窦性节律,其后紧跟一段快速心律失常,伴有 QRS 波形态及电轴变化。在第二段节律中见到的这段是多形性室速,后自行终止。终止后可见窦性波群。多形性室速伴有 QT 间期延长（窦性节律）叫作尖端扭转型室速。

心电图 61C 中第三段节律有着同样的顺序,先是窦性波群,然后一个室性早搏之后为间歇以及第二个窦性波群。在这之后,是短暂发作的尖端扭转型室速。

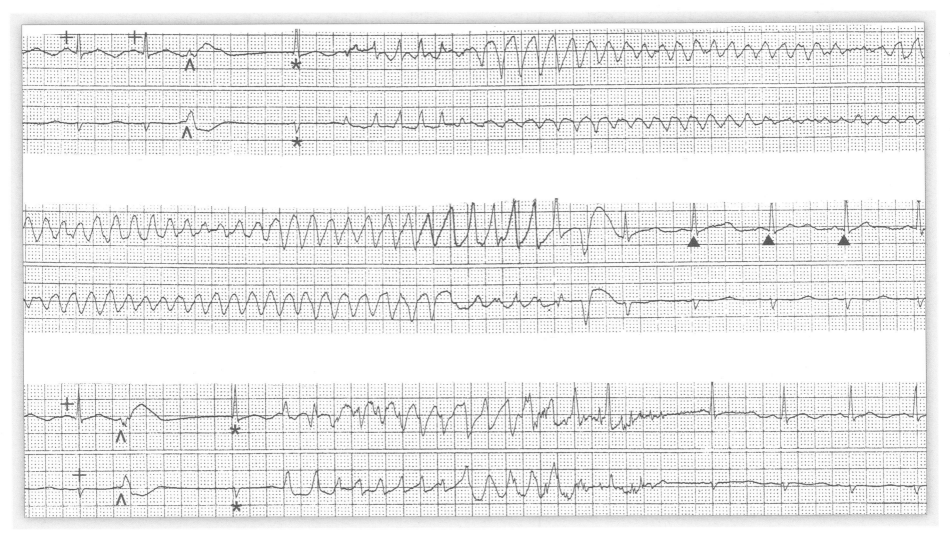

心电图 61C 分析：窦性心律，室性早搏，扭转性室速。

停用美沙酮 3 天后，患者心电图恢复到基线（心电图 61D）。节律规整，心率 68 次 / 分。每个 QRS 波之间均有 P 波并且 PR 间期固定（0.16s）。PR 间期同心电图 61B 第二部分标注的 PR 间期一致。P 波在 Ⅰ、Ⅱ、aVF 和 $V_4 \sim V_6$ 直立。因此为窦性心律。QRS 波时程正常（0.08s），电轴正常，在 0° ~ +90°（QRS 波在 Ⅰ、aVF 直立）。QRS 波形态正常，QT/QTc 间期正常（400/425ms）。同之间所见一样，可见过早移形，伴 V_2 导联高 R 波。

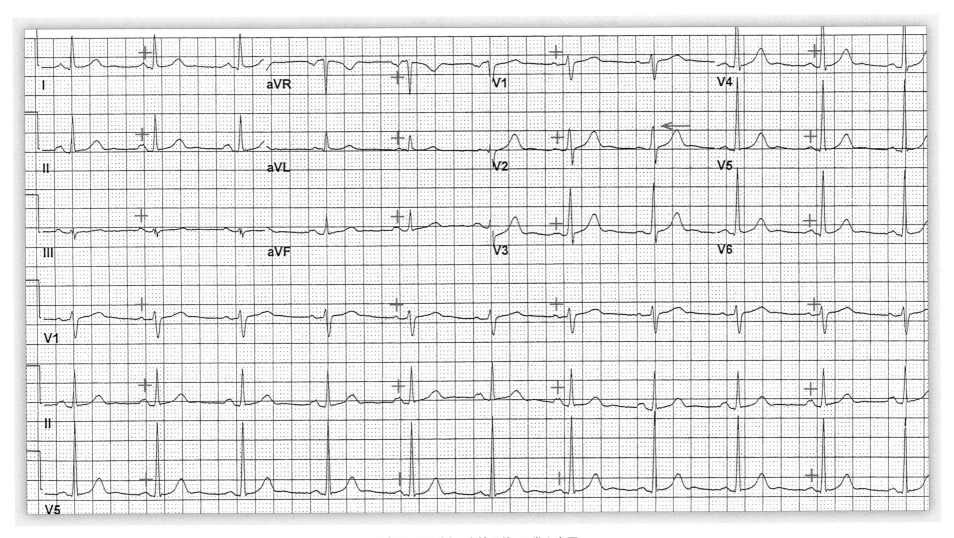

心电图 61D 分析:窦性心律,正常心电图。

本患者由于过量使用美沙酮出现获得性长 QT 综合征，此药为众多引起 QT 延长药物之一。获得性长 QT 综合征所致尖端就转型室速常伴有心动过缓。药物所致或获得性尖端扭转型室速可能是间歇依赖性的（之前伴有长 - 短 RR 间期）。这种模式通常由伴有代偿间歇的室性早搏所致。间期依赖或心动过缓与尖端扭转之间的联系被认为同心率与 QT 间期之间的逆相关有关（或不应期）（随着心率增快 QT 间期缩短 - 短 RR 间期，心率减慢 QT 间期延长 - 长 RR 间期）。这种心率相关的 QT 间期或细胞膜不应期改变可由于延长 QT 间期药物而导致 QT 间期进一步延长。这可以解释为何药物引起的尖端扭转室速常常伴有心动过缓或是间歇依赖的。

药物引起的或获得性尖端扭转室速的治疗包括停用导致 QT 间期延长的药物，纠正任何电解质紊乱（尤其是钾或镁），给予镁剂（即便血浆镁离子正常），以及通过起搏或静脉给予异丙肾上腺素提高心率。心率增快可缩短 QT/QTc 间期，从而减少尖端扭转室速发作。利多卡因治疗同样可能有效，主要通过控制室性早搏并消除早搏后间期。■

68 岁男性患者,有确诊冠心病病史,主诉严重胸骨后压榨样疼痛由救护车送至医院。在急诊科行心电图检查时患者突发意识丧失伴动脉搏动消失。

心电图表现是什么?

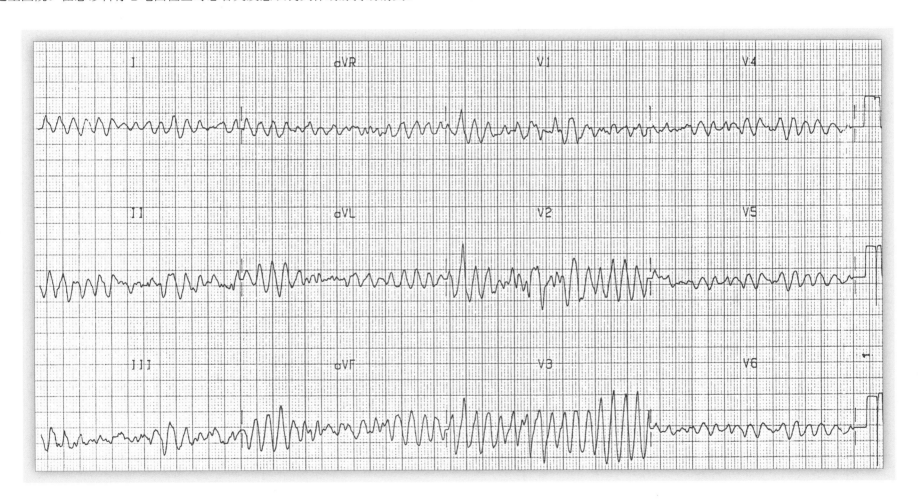

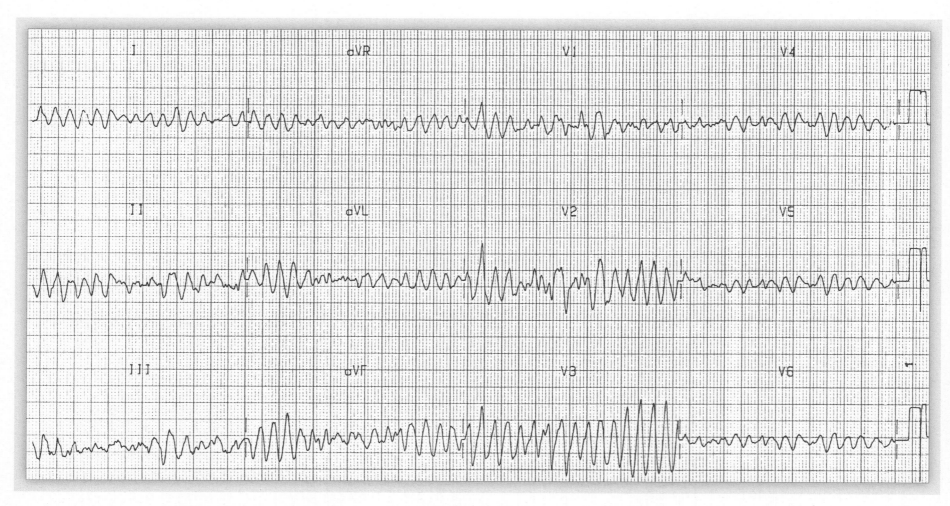

心电图 62 分析：室颤。

心电图显示紊乱的节律,无任何 QRS 波。此外波的形态、间期以及振幅均不规则。可见颤动波,心律为室颤,其为猝死的主要原因。心电图为意识丧失、无动脉搏动患者。由于没有心脏输出及血流供给大脑及其他脏器,心律失常应通过非同步除颤尽快纠正。通常应当使用最大输出能量除颤。由于此种心律失常无法自行转复,对室颤唯一有效的治疗是正确的除颤。除颤输出高能量脉冲并造成整个心室肌的除极,使其整体对电刺激无反应。这可以消除混乱的电活动并允许窦性冲动再次建立。总体来说,室颤发生后 4 分钟开始出现脑死亡及其他终末脏器损伤,因此存活率同及时的除颤密切相关。■